ALJOSCHA A. SCHWARZ
RONALD P. SCHWEPPE

HILDEGARD-
MEDIZIN

ALJOSCHA A. SCHWARZ
RONALD P. SCHWEPPE

HILDEGARD-MEDIZIN

ERNÄHRUNG · HEILWEISEN · EDELSTEINTHERAPIE

Die Deutsche Bibliothek – CIP-Einheitsaufnahme

Schwarz, Aljoscha A.:
Hildegard-Medizin : Ernährung, Heilweisen, Edelsteintherapie /
Aljoscha A. Schwarz ; Ronald P. Schweppe. – München ;
Landsberg am Lech : mvg-verl., 1995
  (mvg-Paperbacks ; 520)
  ISBN 3-478-08520-9
NE: Schweppe, Ronald P.:; GT

Das Papier dieses Taschenbuchs wird möglichst umweltschonend hergestellt und enthält keine optischen Aufheller.

© mvg-verlag im verlag moderne industrie AG, München/Landsberg am
Lech

Umschlaggestaltung: Vierthaler & Braun, München
Satz: Fotosatz H. Buck, Kumhausen
Druck- und Bindearbeiten: Presse-Druck Augsburg
Printed in Germany 080 520/795602
ISBN 3-478-08520-9

Inhaltsverzeichnis

Vorwort

Wir leben in einer Zeit, in der die Menschen zunehmend nach Wegen suchen, um Verantwortung für ihr Leben, besonders im Bereich der Gesundheitsvorsorge und Heilung zu übernehmen. Sie sind immer weniger dazu bereit, ihr Schicksal einzig in die Hände von Ärzten zu legen. Statt dessen wollen sie bewußt an ihrem Genesungsprozeß teilnehmen, die Gesundung unterstützen und ihr Allgemeinbefinden verbessern.

Trotz anfänglicher Euphorie und blinden Vertrauens in die Wissenschaft wurde mittlerweile erkannt, daß letztlich doch jeder einzelne sehr viel dazu beitragen kann und sollte, um seine Gesundheit zu erhalten beziehungsweise wiederherzustellen. Schließlich vermag die Schulmedizin trotz aller Erfolge nach wie vor keine Wunder zu vollbringen.

In den letzten Jahrzehnten wandten sich viele Menschen östlichen Lehren und Weisheiten zu und vergaßen darüber, daß auch in unserer Kultur großes Wissen zu finden ist. Die Hildegard-Medizin liefert dafür ein herausragendes Beispiel. Diese naturheilkundliche Methode geht auf Hildegard von Bingen zurück, eine Benediktineräbtissin, die von 1098 bis 1179 lebte und wirkte. Ihrer tiefen Verwurzelung im christlichen Glauben, ihrer außergewöhnlichen Intuition und göttlicher Fügung ist es zu verdanken, daß sie ihr medizinisches Wissen, das sie durch Visionen erlangte, niederschreiben lassen konnte.

Nachdem die Hildegard-Medizin über lange Zeit so gut wie vergessen worden war, entdeckte der Arzt Gottfried Hertzka diese alternative Therapie neu und erprobte sie in 40jähriger Praxis mit großen Erfolgen.

In dem vorliegenden Einführungsbuch zur Hildegard-Medizin wollen wir Ihnen einen Überblick über die zahlreichen Anwendungsmöglichkeiten dieser Methode geben. Im Mittelpunkt steht dabei natürlich die Steigerung beziehungsweise Wiederherstellung der körperlichen Gesundheit mit Hilfe von Kräutern und anderen Hildegard-Heilmitteln, die wir jeweils für die am häufigsten auftretenden Erkrankungen aufgeführt haben.

Wenn man sich jedoch mit dem Thema „Heilung" beschäftigt, darf auch der psychische Aspekt nicht unberücksichtigt bleiben. Auch innerhalb der Hildegard-Medizin wird der psychischen Verfassung (die ja nicht allein für die Gesundheit, sondern immerhin auch für unsere gesamte Lebensqualität entscheidend ist) eine besondere Bedeutung zuteil. In einem Kapitel über psychische Probleme werden wir verbreitete seelische „Fehlhaltungen" – Hildegard spricht in diesem Zusammenhang von Tugenden und Lastern – beleuchten und auch die Einheit zwischen Körper und Seele behandeln.

Als ergänzende und abrundende Themen haben wir außerdem die Ernährung sowie die Edelsteintherapie aufgenommen. Wir alle wissen, wie wichtig eine gesunde, vitalstoffreiche Ernährung – aber auch richtiges Fasten – für unser Wohlbefinden und unsere seelische Entwicklung sind. Die „Ernährungstips" der Hildegard von Bingen gehören zu den wertvollsten Diätvorschriften, die wir heute finden können. Eine zentrale Rolle spielt dabei der Dinkel. Das Kochen mit diesem Getreide erlebt derzeit eine Renaissance, was nicht zuletzt auch der Popularität der Hildegard-Medizin zu verdanken ist.

Es ist eine besondere Herausforderung, ein dermaßen umfangreiches Gebiet, wie es die Hildegard-Medizin nun einmal ist, in verständlicher Kürze darzustellen. Wir haben uns deshalb auf das Wesentliche und für die alltägliche Praxis Wichtige konzentriert, und beispielsweise lediglich jene Rezepte aufgenommen, die Sie problemlos umsetzen können.

Vielleicht ist es uns gelungen, Ihr Interesse für die Hildegard-Medizin zu wecken und Ihnen damit die Möglichkeit zu geben, sich zunehmend mit den göttlichen Heilkräften der Natur zu beschäftigen. Auf diese Weise können Sie wieder in Kontakt mit Ihrem göttlichen Ursprung und Ihren Selbstheilungskräften treten – jenen wunderbaren Helfern, die zu aktivieren Sie jederzeit eingeladen sind.

Kapitel 1:
Grundlagen der Hildegard-Medizin

Wer war Hildegard von Bingen?

Bevor wir uns im folgenden mit der Hildegard-Medizin beschäftigen, sollten wir einen kurzen Blick auf Leben und Werk der Hildegard von Bingen werfen.

Hildegard von Bingen ist zweifellos eine der bedeutendsten und schillerndsten Frauengestalten des Mittelalters. Sie wurde als zehntes Kind einer Adelsfamilie im Jahre 1098 auf einem Gutshof in Bermersheim bei Alzey im Bistum Mainz geboren. Bereits in früher Kindheit trat ihre besondere prophetische und visionäre Begabung zutage, und so entschlossen sich die Eltern Hildebert und Mechthild, ihre Tochter in das Benediktinerinnenkloster Disibodenberg zu übergeben, als sie gerade einmal acht Jahre alt war. Dort wurde sie unter der Leitung der Klausnerin Jutta von Sponsheim erzogen.

In diesem Kloster des damaligen Fürstentums Zweibrücken sollte Hildegard an die 50 Jahre ihres Lebens verbringen, ihre großen Visionen haben und zur Äbtissin gewählt werden. Im großen und ganzen verlief ihr Leben im Kloster zunächst normal und wenig aufsehenerregend, wenn man davon absieht, daß Hildegard bereits in jungen Jahren „Gesichte", also Visionen, hatte und daß sie schon früh unter zahlreichen, teilweise schweren Erkrankungen leiden mußte. Wenn man bedenkt, wie schwach ihr Körper war und wie sehr sie durch ihre körperlichen Leiden beeinträchtigt wurde, so waren ihre seelische Entwicklung und innere Kraft um so außergewöhnlicher.

Die immer wiederkehrenden Visionen und Gesichte waren Hildegard so vertraut, daß sie sie als Kind zunächst für ganz normal hielt. Erst im Alter von 15 Jahren wurde ihr plötzlich bewußt, daß andere Menschen keine Visionen hatten, was sie so sehr erschreckte, daß sie fortan darüber schwieg und sich zunehmend in sich selbst zurückzog.

Hildegards Erkenntnisse wären für alle Zeiten verlorengegangen, hätte sie nicht im Jahre 1140 im Alter von 42 Jahren eine Vision gehabt, die ihr Leben verändern sollte. Sie beschreibt, „wie ein helles Licht mit leuchtenden Blitzen aus dem offenen Himmel darniederfloß" und wie dieses Licht „ihren Kopf, ihr Herz und ihre Brust wie eine helle Flamme durchglühte und wärmte." Innerhalb dieser Vision offenbarte sich ihr Gott und sie wurde mit dem göttlichen Auftrag konfrontiert, von nun an alles niederzuschreiben, was sie in ihren Visionen erfahren durfte.

„...Sprich und schreibe, was du siehst und hörst" lautete der Gottesbefehl, der Hildegard erstmals die Notwendigkeit vor Augen führte, das Gesehene und Erfahrene zum Wohle der Menschheit festzuhalten. Nun war dies für sie sicherlich keine einfache Sache, und sie dürfte durch den Befehl Gottes zunächst höchst verwirrt gewesen sein. Man muß sich außerdem vorstellen, daß die Frauen des Mittelalters bei weitem nicht die Stellung innehatten, wie sie die Frauen von heute beanspruchen. Die damalige Gesellschaft forderte von ihnen höchste Zurückhaltung. So hatten Frauen keinen Zugang zu höherer Bildung, und in der Kirche hatten sie ohnehin zu schweigen.

Es verwundert daher nicht, daß Hildegard sich zunächst dagegen wehrte, das Geschaute an die Öffentlichkeit zu tragen. Auch hatte sie Angst zu versagen, und da sie sich selbst für unfähig und ungebildet hielt, weigerte sie sich, „Hand ans Schreiben" zu legen. In der Folge erkrankte Hildegard schwer. Ans Krankenbett gefesselt, mußte sie in ihrem Leiden schließlich eine Strafe Gottes für ihren Ungehorsam erkennen. So entschloß sie sich schweren Herzens doch noch dazu, dem göttlichen Befehl zu folgen.

„Furchtsam und demütig" vertraute sie sich dem Propst des Nonnenklosters Volmar an, der, von den Ereignissen unterrichtet, sogleich den Abt des Disibodenberg-Klosters, Kuno, in Kenntnis setzte. In der Klosterführung entstand nun einige Verwirrung darüber, wie denn mit Hildegards Sehergabe umzugehen sei, und so wandte sich der Abt ratsuchend an den Mainzer Erzbischof.

Der Zufall wollte es, daß in jenen Tagen Papst Eugen III. zu Trier eine allgemeine Kirchenversammlung abhielt, und so machte sich der Bischof von Mainz auf den Weg, um dem Papst Hildegards Angelegenheit vorzutragen. Der Papst, dessen Interesse in Anbetracht der merkwürdigen Ereignisse im Disibodenberg-Kloster sogleich geweckt wurde, ließ sich Hildegards Schriften vorlegen, überprüfte sie gemeinsam mit der hohen Geistlichkeit und sandte schließlich ein Schreiben an die „ehrenvolle Jungfrau", in dem er ihr in Christi Namen die Erlaubnis erteilte, ihre Visionen kundzutun und aufschreiben zu lassen.

In Gottes Auftrag und mit dem Segen des Papstes begann Hildegard fortan damit, ihre Visionen niederschreiben zu lassen, und so entstanden zahlreiche Schriften, denen wir nicht zuletzt die Überlieferung der Hildegard-Medizin verdanken.

Im Jahre 1147 gründete Hildegard ein neues Kloster auf dem Rupertsberg bei Bingen, wodurch sie die einzige weibliche Klostergründerin des zwölften Jahrhunderts wurde. In diesem Kloster lebte und wirkte Hildegard, bis sie im Jahre 1179 starb.

Die Schriften

Obwohl Hildegard von Bingen zu Lebzeiten als mystische Visionärin und Klostergründerin höchstes Ansehen genoß, obwohl sie als „erste Ärztin Deutschlands" in die Geschichte eingehen sollte, und obwohl sie Kaiser, Könige sowie Päpste beeinflußte und dem gewöhnlichen Volk während ihrer vier großen Missionsreisen auf Marktplätzen unter freiem Himmel predigte, gerieten ihre Schriften später doch über lange Zeit weitgehend in Vergessenheit. Die Renaissance der Hildegard-Medizin ist – wie gesagt – in der Hauptsache Dr. med. Gottfried Hertzka zu verdanken. Mit unglaublichem Engagement hat er sich wie kein anderer dieser mittelalterlichen Naturheilkunde gewidmet und sie neu belebt. In langjähriger Praxis erprobte er Hildegards Methoden, verfaßte zahlreiche Schriften zum Thema – einige zusammen mit Dr. W. Strehlow – und verhalf der Hildegard-Medizin dadurch zu ihrer heutigen Popularität.

Hildegard diktierte ihre Visionen ihrem Lehrer Volmar, der sie in lateinischer Sprache festhielt. Es dauerte an die zehn Jahre, bis ihre große Vision, die „sci vias – Wisse die Wege", vollendet war. Als weitere Schriften folgten „Das Buch der Lebenstugenden – liber vitae meri-

torum" und „Das Buch vom Wirken Gottes – liber divinorum operum".
Für die Hildegard-Medizin sind die Schriften „causae et curae – Ur-
sachen und Heilungen" sowie ihre „physica– Das Buch von den
Heilmitteln" von besonderer Bedeutung. Ferner hinterließ Hildegard
Briefe, eine Geheimschrift und zahlreiche Kompositionen in Form von
Liedern.

Die Grundprinzipien der Hildegard-Medizin

Die Hildegard-Medizin ist eine natürliche, sanfte Therapieform, die
schon viele Menschen von zahlreichen Leiden zu befreien vermochte.
Dabei ist sie sehr eng mit der christlichen Religion verbunden, ist aus ihr
entstanden und nicht von ihr zu trennen. Die Rückbesinnung auf die
eigene Seele und göttliche Quelle ist für die ganzheitliche Heilung, also
für die Heilung von Körper, Seele und Geist unerläßlich, was Hildegard
immer wieder betonte.

Inzwischen konnten Tausende von Menschen die wunderbaren, heil-
samen Wirkungen der Hildegard-Heilmittel am eigenen Leibe erfahren.
Immer mehr Ärzte und Heilpraktiker beschäftigen sich mit Hildegards
Wissen und lassen ihre Naturheilkunde sowohl im Bereich der Prophy-
laxe als auch der Heilung mit in die tägliche Praxis einfließen. Die Mit-
gliederzahl im „Bund der Freunde Hildegards" wächst von Tag zu Tag
und inzwischen werden vielerorts Hildegard-Kuren, -Kochkurse und
-Seminare angeboten. Diese unglaubliche Verbreitung einer Heilkunde,
die immerhin über 800 Jahre zählt, ist nicht ohne weiteres verständlich.
Betrachten wir diese Methode aber etwas genauer, so können wir vielleicht jene eigenartige Faszination erahnen, die sie auf den Menschen
unserer Tage ausübt.

Zunächst ist es sicher der außergewöhnlich starken Persönlichkeit
Hildegards zu verdanken, daß ihre Therapieform selbst in der heutigen
Zeit noch so viele Menschen anzusprechen vermag. Hildegard gilt ja bis
heute als *die* deutsche Mystikerin des zwölften Jahrhunderts, die ihre Visionen sicherlich nicht zuletzt ihrem Leben in der direkten Gotteserfah-

rung verdankte. Auch spricht einiges dafür, daß Hildegard, die als Äbtissin Zugang zur Klosterbibliothek hatte, zusätzlich zu ihren Visionen auch allgemeine Informationen über das medizinische Wissen der damaligen Zeit gesammelt haben dürfte.

Ihren intensiven Naturforschungen, ihrer besonderen Beobachtungsgabe und ihrer Fähigkeit, die natürlichen Lebensvorgänge realistisch wahrzunehmen, ist es zu verdanken, daß Hildegard dazu in der Lage war, ihre mystischen Einsichten mit naturwissenschaftlichen Erkenntnissen zu verbinden. So konnte sie sich ihren Rang als „erste Ärztin Deutschlands" und als Schutzheilige der Krankenschwestern und Krankenpfleger bis heute sichern.

Abgesehen von der Faszination, die Hildegard von Bingen als Persönlichkeit ausübt, ist aber auch ihre Heilmethode an sich für uns überaus interessant. Da die Chirurgie in der Klostermedizin der Benediktiner verboten war, wurde hier bereits seit Generationen mit natürlichen Mitteln geheilt – eine Tradition, die in den Visionen der Heiligen Hildegard nochmals gefestigt wurde.

Die Hildegard-Medizin, deren wesentliche Elemente in ihren Schriften „causae et curae" und „physica" zu finden sind, ist aber nicht nur eine natürliche und sanfte, sondern zugleich auch eine sehr vielseitige Methode. Betrachten wir kurz die unterschiedlichen Bereiche, aus denen sie sich zusammensetzt: In der Phytotherapie, die im Mittelpunkt der Behandlung steht, wird der Mensch mit Hilfe verschiedenster pflanzlicher Substanzen wieder in sein körperlich-seelisches Gleichgewicht gebracht. Ergänzt wird dieses Verfahren durch das Heilen mit Edelsteinen und Kristallen. Zusätzlich kommen diätetische Maßnahmen zur Anwendung, und auch das Fasten wird eingesetzt.

Darüber hinaus finden wir in der Hildegard-Medizin Wärme- und Wasseranwendungen sowie reinigende Ausleitungsverfahren, die jedoch bereits zu den „härtesten" Behandlungsmethoden gehören. Die viele Jahrhunderte alten Ausleitungsverfahren wie der Aderlaß und das Schröpfen finden im Bereich der modernen Naturheilkunde wieder zunehmend Beachtung. Als entgiftende Maßnahme empfiehlt Hildegard eine mäßige Form des Aderlasses, bei dem ein- bis zweimal im Jahr jeweils 40 ml Blut aus der Armvene in der Armbeuge ausgeleitet werden. Natürlich darf diese Methode, ebenso wie das Schröpfen, nur vom Arzt oder Heilpraktiker ausgeführt werden – von jeglicher Eigenbehandlung ist hier dringend abzuraten!

Beim Schröpfen wird mittels bestimmter Gläser, die auf die Haut aufgesetzt werden, ein Vakuum erzeugt, was zu Blutergüssen führt. Damit das Schröpfen seine volle Wirkung entfalten kann, muß der Therapeut genaue Kenntnis darüber besitzen, an welchen Körperzonen die Gläser anzusetzen sind.

Abgesehen von Aderlaß und Schröpfen finden wir bei Hildegard aber noch eine weitere Ausleitungsmethode. Dabei werden kleine Brennkegel auf verschiedene Reflexpunkte des Körpers gesetzt. Dieses Verfahren, das große Ähnlichkeit mit der chinesischen Moxatherapie aufweist, ist jedoch äußerst kompliziert.

Trotz aller äußerlicher Anwendungen ist und bleibt die Hildegard-Medizin aber auch eine Form der Psychotherapie, da sie ja eine ganzheitliche Methode darstellt, bei der auch auf das menschliche Gemüt Einfluß genommen werden kann. Hierbei geht es in erster Linie darum, negative Gewohnheiten in Form negativer Gedanken, Gefühle und Handlungsweisen oder schädliche „Laster", wie Hildegard sie nennt, aufzudecken und durch die Kultivierung entsprechender Tugenden aufzulösen.

Hildegards natürliche Heilmittel

Den Schwerpunkt der Hildegard-Medizin bildet zweifellos die Behandlung der verschiedenen Krankheiten mit natürlichen Heilmitteln. Hildegard fühlte sich mit der Natur auf das engste verbunden. Sie war von der Heiligkeit der Natur überzeugt und lebte im Gefühl einer tiefen Allverbundenheit, die durchaus mit einer für das Mittelalter ungewöhnlichen Sinnlichkeit verbunden war. Hildegards Bejahung der Natur umfaßte folgerichtig auch das leibliche Erleben. Mit großem Mut wagte sie sich beispielsweise an Themen wie Sexualität, Pubertät und Menstruation heran. Nie betrachtete sie das leibliche Dasein als vom geistig-seelischen getrennt, sondern bemühte sich vielmehr um ein Gleichgewicht zwischen dem Seelischen und den natürlichen Abläufen im Menschen mitsamt den dazugehörigen sinnlichen Empfindungen.

Hildegards Visionen bezeugen eindrucksvoll, in welch starkem Maße ihre Mystik von Gott- und Naturerleben geprägt war. Dieser besonderen Beziehung zur Natur ist es zu verdanken, daß Hildegard in ihrer „physica" die subtilen Geheimnisse der Tier- und Pflanzenwelt sowie der Welt der Mineralien aufzudecken vermag. Für die Hildegard-Medizin spielen gerade jene verborgenen Gesetzmäßigkeiten eine große Rolle, da sie die Heilung eigentlich erst ausmachen.

In ihren Schriften stoßen wir auf den Zentralbegriff „viriditas", der wörtlich „Grünkraft" bedeutet, im übertragenen Sinne jedoch die Grundenergie aller Lebensvorgänge, die kosmische Urkraft, die Kraft der Fruchtbarkeit und Lebensbejahung meint. Als „grünende" Lebensenergie durchfließt diese Kraft alle Lebewesen und findet sich auch in Pflanzen und Kräutern wieder.

Ähnliche Vorstellungen finden wir in der fernöstlichen Philosophie, in der Begriffe wie „Chi", „Ki" oder „Prana" von der universellen Lebensenergie, die für den Prozeß der Heilung natürlich von besonderer Bedeutung ist, zeugen.

Die wichtigsten Heilmittel Hildegards stammen aus dem Pflanzenreich. Die heilende Wirkung ausgewählter Pflanzen erklärt sich nicht nur aus den Inhaltsstoffen wie etwa Schleimstoffen, ätherischen Ölen, Gerb- und Bitterstoffen, Alkaloiden, Steroiden usw., sondern sie hängt vor allem auch mit den energetischen Besonderheiten der jeweiligen Pflanzen zusammen. Pflanzen, Bäume, Sträucher, Kräuter, aber auch Edelsteine wie Diamant, Rubin, Amethyst oder Achat können laut Hildegard für die Linderung von Beschwerden, die Heilung von Krankheiten und die Harmonisierung der Psyche eingesetzt werden.

Es ist heutzutage in Mode gekommen, sich der Kräuter- und Pflanzenheilkunde zuzuwenden, und manch ein zeitgenössischer Verkünder der Pflanzenheilkunde tut gerade so, als hätte er nun eine völlig neue Methode für das Wohl der Menschen anzubieten. Dabei wird allzuoft vergessen, daß Pflanzen der Menschheit schon seit Jahrtausenden als Heilmittel dienen. Sowohl bei den Indianern als auch bei Schamanen, im indischen Ayurveda, in der traditionellen chinesischen Medizin sowie natürlich auch bei den „Kräuterhexen" unserer Tradition finden wir hierfür zahlreiche Beispiele.

Nachdem die moderne Pharmazie und Pharmaindustrie die Naturheilkunde hierzulande nahezu vollständig verdrängt hatten, haben sich gesundheitsbewußte Menschen den alten Heilmitteln wieder zugewandt. Inzwischen hat die moderne Forschung die Wirksamkeit zahlreicher pflanzlicher Heilmittel – und dabei auch zahlreicher von Hildegard eingesetzter Pflanzen – bestätigt.

Im folgenden wollen wir zunächst eine kurze Übersicht über die wichtigsten Pflanzen geben, die in den Rezepturen Hildegards vorkommen, die innerlich und äußerlich angewendet werden, und die als Salben, Auflagen, Küchlein, als flüssige Arzneimittel wie etwa als Pflanzensaft, wäßrige Auszüge oder alkoholische Destillate Verwendung finden. Dabei werden sowohl Blüten und Blätter als auch Wurzeln, Knollen, Rinden, Samen und Früchte eingesetzt.

Während wir im Kapitel „Hildegard-Medizin bei körperlichen Leiden" besondere Rezepte für verschiedene Erkrankungen genau beschreiben werden, geht es an dieser Stelle zunächst darum, Ihnen einen Überblick über die Heilwirkung der einzelnen Pflanzen zu verschaffen. Dadurch haben Sie die Möglichkeit, sich mit dem großen Arsenal der Hildegard-Heilmittel vertraut zu machen, mit den ein oder anderen der folgenden Pflanzen und Kräuter zu experimentieren und auf diese Weise Ihre eigenen Erfahrungen mit den Heilkräften dieser Pflanzen zu sammeln.

Die folgenden Pflanzen und Kräuter können Sie zum Großteil in Apotheken, Reformhäusern und im Naturkosthandel kaufen. Sie können sich aber auch an die Bezugsquellen im Anhang dieses Buches halten. Natürlich wäre es schön, die Pflanzen in der freien Natur selbst zu sammeln oder – sofern sie unter Naturschutz stehen – auch selbst anzubauen, wobei sich der eigene Garten oder ein kleines Gewächshaus anbieten würde. Durch den Eigenanbau schonen Sie die Umwelt, darüber hinaus entwickeln Sie aber auch ein Gespür für die Natur und können sich wieder mit ihren Kräften verbinden. Leider ist der Selbstanbau jedoch nicht jedem möglich, und wenn man ihn streng im Sinne Hildegards betreiben will, so sollte man sich in der entsprechenden Literatur über die Bedeutung der Mondzyklen informieren, denn laut Hildegard ist der Stand des Mondes für Aussaat und Ernte der Pflanzen äußerst wichtig.

Doch kommen wir nun zu den wichtigsten Pflanzen, die innerhalb der Hildegard-Medizin als Heilmittel beziehungsweise als Zutaten für bestimmte Rezepte eingesetzt werden:

Alant: Bei Lungenschmerzen, Lungenabszeß, Asthma und gegen Krätze.

Andorn: Bei Kopfschmerzen, Erkältungen, Husten und Halsschmerzen.

Anis: Bei Frauenleiden und Menstruationsstörungen.

Aronstab: Bei Fieber, Magenerkrankungen, Gicht, Melancholie. Dabei wird stets die Wurzel verwendet und in Wein abgekocht.

Bachbungenkraut: Bei Darmproblemen, Hämorrhoiden und Verstopfung. Das Kraut darf nur gekocht – am besten zusammen mit Gemüse – verwendet werden.

Baldrian: Gegen Gicht und rheumatische Erkrankungen.

Beifuß: Gegen Ekzeme, Geschwüre, Verdauungs- und Magenprobleme. Möglichst nur in gekochten Speisen verwenden.

Beinwell: Bei Bauchfellentzündung, Bauchfellriß und Bruchleiden. Man verwendet nur die Wurzel, die in Wein gekocht und dann eingenommen wird.

Benediktenkraut: Bei Ängsten und emotionalen Blockaden. Benediktenkraut fördert die Liebesfähigkeit.

Betonie: Bei Menstruationsstörungen, Alpträumen und Müdigkeit. Bei Alpträumen wird das gut getrocknete Kraut in ein kleines Kräuterkissen gefüllt, welches man ins Bett legt.

Bibernelle: Bei Verdauungs- und Stoffwechselstörungen, Erbrechen, Übelkeit und Gastritis. Verwendung in Backwaren.

Birke: Bei Schmerzen wie etwa Bauch-, Kopf- oder Rückenschmerzen. Die Anwendung durch Setzen von Brennkegeln auf bestimmte Reflexzonen ist dem Therapeuten vorbehalten.

Bockshornklee: Bei Bindehautentzündung, Herzschmerzen sowie zur Blutreinigung und Entschlackung.

Bohnen: Bei Hautproblemen wie insbesondere Ekzemen, geschwürigen Hautausschlägen, Neurodermitis, allergischen Hautreaktionen. Äußerliche Anwendung als Packungen.

Bohnenkraut: Bei Gliederzittern und Kreislaufschwäche. Verwendung als Teezusatz.

Brennessel: Bei Lähmungen, Lungenproblemen, Gastritis, Verschleimung, Gedächtnisstörungen. Brennesseln werden als Speisezusatz, aber auch (gemeinsam mit Öl) äußerlich angewendet.

Brombeere: Bei Fieber, Erkältungen, Grippe und Hämorrhoiden.

Brunnenkresse: Bei Fieber, Darm- und Magenstörungen.

Chrysantheme: Bei Menstruationsstörungen und Frauenleiden.

Dill: Bei grippalen Infekten, Schnupfen, Nasenbluten sowie bei übermäßigem Sexualtrieb.

Dinkel: Zur Stärkung, Verbesserung des Allgemeinbefindens, zur Blutreinigung, gegen Müdigkeit und bei Schwächezuständen sowie Unterernährung. Anwendung als Körner, Graupen oder Flocken.

Edelkastanie: Bei Herzleiden, Arteriosklerose, Kreislaufschwäche, Rheuma, Kopfschmerzen und Magenleiden.

Eibisch: Bei Fieber.

Eisenkraut: Bei Gelbsucht und Zahnschmerzen.

Eschenblätter: Bei Gelenkrheumatismus und Gicht. Anwendung äußerlich als Packungen.

Gelber Enzian: Verwendung als Pulver bei Herz- und Magenschmerzen.

Farn: Gut gegen Fieber. Auch bei Weichteilrheumatismus. Anwendung vorzugsweise als Badezusatz.

Fenchel: Bei Herzschmerzen, Schlaflosigkeit, Schnupfen, Geburtsschmerzen, Alkoholkater, Mundgeruch, Blähungen sowie bei depressiven Verstimmungen.

Galgant: Allgemein kräftigend, bei Fieber, Kreislaufschwäche, niedrigem Blutdruck, Schwindel, Müdigkeit, aber auch bei Herzschmerzen, Angina pectoris und Herzschwäche.

Gundelrebe: Bei Geburtsschmerzen und Ekzemen.

Hafer: Zur allgemeinen Stärkung und bei rheumatischen Leiden.

Holunder: Bei Durchblutungsstörungen und Kältegefühl; wirkt schweißtreibend und reinigend.

Gewürznelke: Bei Kopfschmerzen, Ohrensausen, Rheuma und Gicht.

Hanf: Gegen Venenschwäche und Venenentzündung in den Beinen.

Hopfen: Bei Schlafstörungen und Nervosität.

Huflattich: Bei Drüsenerkrankungen.

Ingwer: Für sehr kranke und erschöpfte Menschen. Ferner als Mittel bei Magenproblemen und Koliken.

Kamille: Gegen Frauenleiden, Unterleibsbeschwerden und Menstruationsschmerzen.

Kampfer: Gegen Fieber und sexuelle Triebhaftigkeit.

Kerbel: Bei Milzerkrankungen und Verdauungsproblemen sowie gegen Zahnfleischentzündungen und Parodontose.

Knoblauch: Bei Leberproblemen und Gelbsucht. Vorzugsweise roh, jedoch nur in kleinen Mengen anwenden.

Königskerze: Bei Menstruationsbeschwerden, Lungenschmerzen, Heiserkeit und gegen Bandwürmer.

Kornelkirsche: Bei Allergien sowie zur Stärkung und Reinigung des Magens. Wird in Form von Mus innerlich verabreicht.

Kümmel: Gegen Erbrechen und Übelkeit. Bei Bronchitis und gegen erhöhte Schweißabsonderung. Klärt die Gedanken.

Krauseminze: Bei Verstopfung sowie bei Muskelkater, Weichteilrheumatismus, Gicht und Gliederschmerzen während grippaler Infekte.

Lattich: Zur Stärkung der Immunabwehrkräfte und als allgemeines Kräftigungsmittel sowie bei niedrigem Blutdruck.

Lavendel: Gegen Läuse. Bei Brustschmerzen und Lungenleiden, Atemnot und Asthma sowie bei belasteter Leber.

Leinsamen: Bei Schmerzen in der Seite und Milzerkrankungen.

Liebstöckel: Bei Lungenbeschwerden und Asthma, aber auch gegen die Wassersucht. Darüber hinaus auch bei prämenstruellen Beschwerden und bei Kropfbildung.

Lorbeer: Bei Kreislaufschwäche, Ohnmacht und Potenz- bzw. Ejakulationsschwierigkeiten sowie gegen ein zorniges Gemüt. Ferner gegen Fieber, Kopf- und Magenschmerzen sowie bei Gastritis und Lungenleiden.

Lungenkraut: Bei Lungenbeschwerden, Husten und anderen Atemwegserkrankungen sowie bei übertriebener Triebhaftigkeit.

Malve: Bei Kopfschmerzen und leichten Vergiftungen sowie allergischen Reaktionen.

Mariendistel: Bei Herzschmerzen, Seitenschmerzen und Lebererkrankungen sowie gegen Venenentzündungen.

Melisse: Bei Kreislaufschwäche, Kopfschmerzen und Magenbeschwerden.

Minze: Gegen Geschwüre, Ekzeme, Verdauungsprobleme, Übergewicht und Verstopfung.

Mistel: Bei Leberproblemen und zur allgemeinen Entgiftung.

Muskatnuß: Erhöht die Konzentration, klärt die Gedanken und öffnet das Herz. Ferner zur Entschlackung und Blutreinigung sowie bei Erschöpfung und Nervenschwäche.

Mutterkraut: Bei Frauenleiden, Krankheiten der Eierstöcke und Gebärmutter, aber auch bei chronischer Blinddarmreizung und Darmkoliken.

Pestwurz: Gegen Geschwüre.

Petersilie: Bei Fieber, Gicht, rheumatischen Beschwerden und Gelenkschmerzen sowie Herzschwäche, Herzschmerzen und Erschöpfung.

Pfeffer: Bei Herzschmerzen, Angina pectoris, Potenzproblemen und Menstruationsbeschwerden. Wirkt außerdem appetitanregend.

Pfennigkraut: Gegen Gelbsucht und bei Schmerzzuständen.

Pfingstrose: Bei Magenschmerzen und Gastritis.

Pfirsich: Bei Mundgeruch, belegter Zunge und Verschleimung.

Quendelkraut: Gegen Hautprobleme, Ausschläge, Neurodermitis, Ekzeme sowie auch gegen Arteriosklerose und bei niedrigem Blutdruck.

Rettich: Als allgemeines Kräftigungsmittel für Kranke, bei Verschleimung, Nebenhöhlenentzündungen, chronischen Katarrhen sowie bei Blähungen.

Rainfarn: Bei Schnupfen, Husten, Nebenhöhlenentzündungen, Ausfluß sowie bei Harnverhalten. Rainfarn wird als Mehl oder Elixier innerlich angewendet.

Ringelblume: Bei Verdauungsbeschwerden und bei Vergiftungen chronischer sowie akuter Art. Dabei wird Ringelblumenkraut innerlich und äußerlich angewendet.

Rose: Bei Hautausschlägen, Furunkel, Karbunkel und rheumatischen Erkrankungen.

Salbei: Bei Kopfschmerzen, Migräne, Mundgeruch, Bauchschmerzen und Durchfall sowie gegen Blasenschwäche und Blasenentzündung.

Sanikel: Bei Magen- und Darmbeschwerden.

Schafgarbe: Bei Fieber, Erkältungen, Nasenbluten und Menstruationsbeschwerden. Ferner bei Zerrungen, Blutergüssen und Verstauchungen, wobei Schafgarbenpulver in warmen Getränken aufgelöst und eingenommen wird.

Schlafmohn: Gegen Warzen und andere Hautprobleme.

Schlüsselblume: Bei Schmerzen und leichten Lähmungserscheinungen.

Schöllkraut: Wirkt schleimlösend, reinigend und entschlackend. Bei Hautproblemen, allergischen Reaktionen der Haut und Neurodermitis.

Sellerie: Wird als Pulver gegen rheumatische Beschwerden und Gicht eingesetzt.

Süßholz: Gegen Herzschmerzen und Verstopfung.

Tausendgüldenkraut: Gegen Gicht und Rheuma.

Tanne: Bei Magenschmerzen, Sodbrennen, Kopfschmerzen und Milzleiden. Tanne wird in Form von Salben lediglich äußerlich angewendet.

Veilchen: Bei Augenleiden, Lungenproblemen sowie bei Brustkrebs, Hautgeschwüren und zur Behandlung von Strahlenschäden. Verwendung in Form von Salbe.

Wacholder: Gegen Fieber und bei Lungenerkrankungen sowie Asthma.

Wegerich: Zur allgemeinen Stärkung der Immunabwehrkräfte, bei belasteter Leber, Unterleibsschmerzen und gegen übersteigerten Geschlechtstrieb. Ferner für die Behandlung von Insektenstichen und allergischen Reaktionen sowie bei Rheuma. Wegerich wird innerlich und äußerlich angewendet.

Weinraute: Die Blätter werden gegen depressive Verstimmung, Sodbrennen, Blähungen, aber auch bei Wechseljahrsbeschwerden zur inneren Anwendung verabreicht.

Wermut: Gegen Kopfschmerzen, Husten und Grippe, aber auch für überanstrengte Augen, bei Impotenz, Arteriosklerose, Ausfluß und zur Förderung der Verdauung. Ebenso gegen chronisches Rheuma und Gliederschmerzen. Die Anwendung erfolgt hauptsächlich äußerlich als Salbe oder Öl.

Zimt: Zur allgemeinen Kräftigung, bei Gebärmutterblutungen sowie gegen Trägheit.

Von der Heilkraft der Seele

In der Hildegard-Medizin wird eine große Anzahl von naturheilkundlichen Methoden zu einer ganzheitlichen Heilweise vereint. Wie wir zuvor bereits gezeigt haben, spielt die Phytotherapie, also das Heilen mit Pflanzen, eine besondere Rolle. Darüber hinaus ist die Hildegard-Medizin aber nicht ohne das Einhalten einer entsprechenden Diät, ohne Fasten, Wärme- und Wasseranwendungen und ohne die Edelsteintherapie denkbar.

Dennoch dürfen wir nicht vergessen, daß es bei der Anwendung all dieser Prinzipien letztlich stets auch um eine Umstellung der inneren Haltung geht. Die Seele steht bei Hildegard im Mittelpunkt des Interesses. So günstig sich eine veränderte Ernährung und die Anwendung unterschiedlicher Heilrezepte auch auf den Körper auswirken mag – alle Maßnahmen wären vergebens, würde die seelische Ebene außer acht gelassen werden. Da es sich bei der Hildegard-Medizin nicht zuletzt um eine christliche Methode handelt, ist eine Vernachlässigung der Seele hierbei sowieso völlig undenkbar.

Hildegard plädierte also nicht nur für eine Umstellung der äußeren, sondern vor allem auch der inneren Lebensweise. Nur durch die Harmonisierung des Seelischen wird es möglich, jene wunderbaren von Gott gegebenen Heilkräfte zu aktivieren, die selbst mit schwer heilbaren und sogar mit den sogenannten „unheilbaren" Krankheiten fertigzuwerden vermögen. Daß solche unheilbaren Krankheiten in manchen Fällen doch noch zur Heilung gelangen, ist auch der Schulmedizin bekannt. Sie spricht in diesem Zusammenhang von „Spontanheilungen", für die sie allerdings keine Erklärungen bereithält.

Heute ist oft von den Selbstheilungskräften oder dem „inneren Arzt" die Rede. Tatsächlich verfügt unser Körper über enorme Kräfte, wenn es darum geht, Disharmonien wieder auszugleichen. Schließlich können Operationen und Medikamente die Heilung immer nur unterstützen. Damit aber Wunden heilen, Knochen wieder zusammenwachsen, Entzündungen verschwinden usw., ist es unabdingbar, daß unser „innerer Heiler" aktiv wird. Fragen wir aber nach dessen Ursprung, so erkennen wir, daß diese „Selbstheilungskräfte" unseren Seelenkräften und letztendlich der göttlichen Quelle entspringen.

Hildegard wurde nicht müde, die Bedeutung der seelischen Entwicklung und die Hinwendung zu Gott zu betonen. Im Kapitel „Der Weg zum Licht" haben wir alle Aspekte besprochen, die laut Hildegard zu beachten sind, um wirkliche Heilung und wirkliches *Heil* zu erlangen. Dabei geht es nicht zuletzt um die Entwicklung seelischer Grundkräfte wie Glaube, Liebe, Hoffnung, Geduld und Hingabe. Indem wir unerschütterlich an Gottes Allmacht glauben, indem wir lernen, uns Gott anzuvertrauen und hinzugeben, indem wir Tugenden wie Geduld und Liebe kultivieren, bauen wir einen energetischen Panzer um uns auf, ein schützendes Licht, das uns dabei helfen wird, *jede* Erkrankung abzuwehren beziehungsweise zu heilen.

Nehmen wir Hildegards Angebot an! Sie weist uns die Wege und hilft uns dabei, die göttliche Hilfe in Anspruch zu nehmen. Sie zeigt uns, wie wir uns mit unserer Seelenebene verbinden können. In ihren Schriften analysiert sie gründlich die unterschiedlichsten menschlichen Fehlhaltungen und Formen negativer Gedanken, die zu Krankheit und Leiden führen und zeigt gleichzeitig Wege zur Lösung dieser krankmachenden inneren Einflüsse auf.

Wie groß die Macht ist, die durch das Aufleben der göttlichen Kräfte im Menschen entsteht, wird anhand einzelner Beispiele immer wieder deutlich. Wie oft gab es nicht in der Geschichte der Menschheit scheinbar absolut aussichtslose Fälle, in denen Menschen von ihrem Arzt bereits aufgegeben waren, und die dann „wie durch ein Wunder" letztlich doch noch geheilt wurden? Kennen wir nicht auch aus der Bibel zahlreiche Zeugnisse, in denen Jesus Menschen heilte, die rettungslos verloren schienen? Als einer der größten Heiler der Geschichte, vor allem aber als Sohn Gottes besaß Jesus die Fähigkeit, den Menschen mit seiner göttlichen Quelle zu verbinden, wodurch die gewaltige Heilkraft der Seele auf einmal aktiviert wurde und der Betreffende geheilt werden konnte.

Jedoch trägt jeder Mensch in sich selbst die Fähigkeit, sich mit seinem göttlichen Ursprung zu verbinden, und in seinem Glauben sowie der festen Überzeugung seiner Heilung wird sich ihm kein noch so großer Berg in den Weg stellen können, den er nicht dadurch zu versetzen vermag.

Kapitel 2:
Der Weg zum Licht

Hildegard von Bingen war erst in zweiter Linie Heilerin; in erster Linie war sie Seherin, Mystikerin und Heilige. Im Dritten Buch ihres wichtigsten religiösen Werkes „sci vias – Wisse die Wege" ließ sie ihre Visionen niederschreiben, die ihr jene Dinge zeigten, auf die sich Glück und Heil des Menschen gründen. Jene Visionen sind mehr als anschauliche Bilder eines tiefen Glaubens. Sie zeigen uns ganz konkret, auf was wir unser Leben einrichten sollten. Sie nehmen uns an der Hand und führen uns auf den Weg zum Licht.

Wir sind der Meinung, daß im Rahmen eines Hildegard-Gesundheitsbuches auch jene „Tugenden" erwähnt werden müssen, von denen Hildegard sagt, daß wir uns nur auf ihrer Grundlage seelisch weiterentwickeln können. In ihrem Buch „liber vitae meritorum", dem „Buch der Lebenstugenden", kommt sie nochmals auf die Bedeutung der Entwicklung positiver seelischer Kräfte zu sprechen. Sie erweitert dabei die ursprünglichen 21 auf 35 Tugenden. Doch in Hildegards ersten Visionen ist das Gesamtbild, das sie zeichnet, anschaulicher, und es zeigt auch deutlicher einen geistigen Weg auf.

Das Fundament: Gnade

Das Fundament aller menschlichen Bemühungen ist die Gnade Gottes: Wir können uns bemühen und anstrengen, aber letztendlich vermögen wir nichts ohne sie. Diese Einsicht führt über bloße Selbsterkenntnis hinaus. Erst, wenn wir uns auf etwas außerhalb unserer selbst stützen können, vermögen wir uns aufzurichten. Alle Anstrengungen, uns wie Baron von Münchhausen an den eigenen Haaren aus dem Sumpf zu ziehen, müssen vergeblich bleiben.

Für unser heutiges Leben heißt das, daß wir uns wieder mehr auf das Spirituelle konzentrieren sollten. All unsere Bemühungen um seelisches Wachstum, Selbsterkenntnis und ganzheitliche Gesundheit sind sehr zu begrüßen – aber wir sollten uns vor der Selbstüberschätzung hüten, daß wir die Baumeister der Welt seien. Blicken wir statt dessen lieber mit Bescheidenheit und Dankbarkeit auf das, was uns noch verborgen ist.

Die sieben Säulen

Auf unserem Weg sind die Pfeiler, auf die wir uns stützen können, die „sieben Säulen" – sieben Eigenschaften, die grundlegend für unsere seelische Entwicklung sind. Hildegard nennt sie uns in der achten Vision des Dritten Buches „sci vias":

Glaube

Ohne zu glauben ist es schwer, einen Sinn im Leben zu finden. Ohne Glauben sind wir orientierungslos wie im Nebel. Wenn wir nicht mehr glauben, also vertrauen können, werden wir einsam und fühlen uns verlassen.

Viele Menschen meinen zunächst, daß sie ohne einen Glauben freier wären, doch dem liegt ein tiefes Mißverständnis von Glaube und Freiheit zugrunde. Oft wird nämlich nur nach der Freiheit *von* etwas gesucht, statt nach der Freiheit *zu* etwas.

Aber ist denn Freiheit vom Glauben wirklich eine Freiheit? Fragen wir uns doch einmal: Was zu tun würde uns eine solche „Freiheit" ermöglichen? Rein gar nichts! Auch wenn wir glauben, haben wir die Freiheit, uns von Gott abzuwenden – oder eben, dies *nicht* zu tun.

Demut

Auch die Demut ist eine Tugend, die heute, wo jeder meint, die Wahrheit für sich gepachtet zu haben, nicht in hohem Ansehen zu stehen scheint. Demut ist jedoch das beste Heilmittel gegen Hochmut und Selbsttäuschung. Das Lob, das man sich selbst spendet, stillt das Bedürfnis nach Anerkennung nicht, das jeder Mensch hat. Doch mit einer demütigen Haltung wird sich Zufriedenheit von selbst einstellen.

Liebe

Selbstverständlich ist auch die Liebe eine der sieben Säulen, der sieben Grundkräfte, auf die unsere seelische und körperliche Gesundheit gründen. Liebe vermag alles, und alles, was ohne Liebe geschieht, hat keinen Wert und Bestand. Alles, was wir tun, sollten wir lieben – ebenso uns selbst, unsere Mitmenschen und Gott.

Gottesfurcht

Das Wort „Gottesfurcht" schreckt viele Menschen zunächst ein wenig ab, weil es nach „Angst" klingt. Aber natürlich sollen wir keine Angst vor Gott haben, sondern *Ehrfurcht*. Gemeint ist also, daß es uns von Nutzen ist, öfter einmal innezuhalten und über die Großartigkeit der Schöpfung zu staunen. Diese Haltung bewahrt uns vor Selbstüberschätzung, Verzweiflung und Hartherzigkeit.

Gehorsam

Es ist schade, daß heute so viele der Grundtugenden Hildegards mit soviel Mißtrauen betrachtet werden. Der Gehorsam gehört zu diesen mißverstandenen Tugenden; mit diesem Begriff ist allerdings schon viel Mißbrauch getrieben worden. Gehorsam kann nicht gefordert werden, er kann nur freiwillig gegeben werden. Ein Kind, das gehorsam ist, weil es Angst hat, hört nicht auf den Willen der Eltern, sondern nur auf seine Angst. So sollten wir auch die göttlichen Gebote nicht aus Angst, sondern aus liebevollem Gehorsam befolgen.

Keuschheit

Mit diesem Begriff wissen viele Menschen nicht viel anzufangen. Gemeint ist die Fähigkeit, sich schädlicher Gedanken zu enthalten, die zu Begierden und Lastern führen. Unsere innere Weisheit teilt uns mit, was gut und was schlecht ist. Keuschheit ist die Tugend, auf die innere Weisheit zu hören.

Hoffnung

Hoffnung ist eine unscheinbare, und doch so mächtige Kraft. Selbst wenn man den Eindruck gewinnt, alles sei vergeben, die Vernichtung sei unausweichlich, selbst wenn die Erkenntnis eintritt, daß das Leben nicht ewig währt, so vermag die Hoffnung doch noch Kraft zu geben. Solange wir noch Hoffnung haben, besteht auch noch Hoffnung.

Die sieben Worte Gottes

Auf der Grundlage der sieben Säulen können wir uns seelisch weiterentwickeln. Hildegard nennt die auf dieser Stufe wichtigen Seelenkräfte die „Worte Gottes".

Liebe zum Himmlischen

Von der Bedeutung der Liebe war bereits die Rede. Bei Hildegards „Liebe zum Himmlischen" handelt es sich um die reine Liebe zum Höheren, die frei von Bedingungen, Eifersucht und Enttäuschung ist. Die Liebe zum Himmlischen gibt die Kraft, sich höheren Zielen – also beispielsweise der Entwicklung unserer Seelenkräfte – zu widmen. Gerade für Menschen, die sich einsam fühlen, ist die Liebe zum Himmlischen häufig ein Weg, der sie wieder zu anderen Menschen führt.

Geduld

Die Geduld ist wohl eine Tugend, die sich die meisten Menschen wünschen und die auch in der Tat sehr erstrebenswert ist. Und doch findet man wahrhaft geduldige Menschen recht selten. Wenn es unser Ziel ist, uns zu vervollkommnen, unsere gottgegebenen Fähigkeiten zu entwickeln oder zu mehr Erkenntnis zu gelangen, so können wir auf Geduld nicht verzichten. Es wird leichter, Geduld zu entwickeln, wenn man sich erst einmal klarmacht, daß ihr Gegenteil, die Ungeduld, niemals etwas Positives bewirken kann.

Barmherzigkeit

Wenn wir die Fähigkeit haben, wirklich tief zu fühlen, werden wir auch *mit*fühlen. Mitgefühl und Erbarmen sind Tugenden, die der seelischen Entwicklung sehr förderlich sind – doch allein aus diesem Grund ist ja noch niemand mitfühlend. Barmherzig *kann* man überhaupt nicht aus einem rationalen Grund heraus sein; dann würde es sich nicht mehr um wahrhaftige Barmherzigkeit handeln. Diese stellt sich ein, wenn wir *fühlen*, nicht wenn wir denken!

Zurückhaltung

Was sollen wir unter „Zurückhaltung" oder, wie „disciplina" auch oft übersetzt wird, „Zucht" als Tugend verstehen? Gemeint ist die Fähigkeit zur Selbstkontrolle, die erst den von Gott gegebenen freien Willen in die rechten Bahnen lenkt. Wir sind also dazu angehalten, uns selbst zu beobachten und uns vor uns selbst über unser Tun Rechenschaft abzulegen.

Sieg

Sieg als Tugend klingt zunächst einmal seltsam. Es bedeutet die Fähigkeit, sich über Zweifel, Täuschung oder seelische Unreinheit zu erheben und in sich, wie auch über sich zu siegen. Dieser Sieg ist kein lauter Triumph, sondern ein allmähliches, stilles und gewaltloses Überwinden der inneren Schatten, die nach und nach vom göttlichen Licht durchflutet werden und vergehen – besiegt vom Licht.

Schamhaftigkeit

Damit ist nicht etwa Gehemmtheit, Schüchternheit oder gar Angst vor Nacktheit gemeint. Bei Hildegard ist die Schamhaftigkeit jene Tugend, die dem Laster „ioculatrix", der „Gaukelei" oder – wie man heute vielleicht eher sagen würde – der Angeberei, Aufschneiderei oder Großtuerei entgegenwirkt. Wir können die Tugend der Schamhaftigkeit entwickeln, wenn wir – bevor wir sprechen – überlegen, ob wir nur leeres Geschwätz von uns geben wollen, oder etwas, das mitteilenswert ist.

Sehnsucht

Natürlich ist nicht die Sehnsucht nach irgend etwas gemeint, sondern die Sehnsucht nach der seelischen Vervollkommnung und Erlösung. Erst, wenn wir uns wirklich nach Vervollkommnung sehnen, werden wir unser Ziel nicht aus den Augen verlieren.

Die sieben Gotteskräfte

Auf der höchsten Stufe der seelischen Entwicklung werden die Seelenkräfte noch weiter verfeinert. Hildegard nennt die sieben Eigenschaften, die zur Vervollkommnung von Bedeutung sind, „Gotteskräfte".

Seelenrettung

Um das höchste Ziel, die Erlösung, zu erreichen, ist es schließlich unabdingbar, daß wir unser Seelenheil anstreben. Der Atheist kann also durchaus weit auf seinem Weg der Vervollkommnung gelangen, doch ohne den Wunsch, daß seine Seele geheilt werden möge, wird ihm das höchste Glück versagt bleiben.

Hingabe

Wir müssen dahin gelangen, uns ganz und gar unseren Zielen zu widmen und uns Gott voll und ganz hinzugeben. Wenn wir uns etwas aus ganzem Herzen hingeben, werden wir es hundertfach zurückbekommen.

Hochherzigkeit

Alle negativen Gefühle wie Neid, Gier, Eifersucht, Rachsucht usw. kommen aus einem Herzen, das noch tief in den weltlichen Täuschungen befangen ist. Das „hohe Herz" hat diese Täuschungen hinter sich gelassen und blickt voll Mitleid zurück. Hochherzigkeit heißt Verzeihen, Verstehen und Mitfühlen.

Wahrheit

Die Wahrheit ist zweifellos immer eine wichtige Tugend. Hier ist aber mehr als das Gegenteil der Lüge gemeint, nämlich jene Wahrheit, die im Denken, Fühlen und Handeln aufscheint. Sie sollte, wenn man die Vervollkommnung der Seele anstrebt, nicht nur gesprochen, sondern *gelebt* werden.

Friede

Auch hier gilt das bei der Wahrheit Gesagte: Den Frieden sollte man nach außen sowieso stets bewahren. Insbesondere geht es aber um den *inneren* Frieden, um die Ruhe der Seele. Wenn man die höchsten Ziele anstrebt, wird es Zeit, Frieden mit sich selbst und mit seinem Gott zu schließen.

Enthaltsamkeit

In erster Linie ist hier die (zeitweilige) Enthaltsamkeit von Nahrung gemeint. Das Fasten spielt innerhalb der Hildegard-Medizin ohnehin eine wichtige Rolle, und wir werden in einem gesonderten Abschnitt noch ausführlich darauf zu sprechen kommen. Die Energien, die wir durch die Enthaltsamkeit gewinnen, werden unserer seelischen Entwicklung dienen.

Zuversicht

Tatsächlich ist die Zuversicht eine der höchsten Tugenden, denn sie vereint einige andere in sich: Glaube, Vertrauen und Geduld. Der Mensch, der voller Zuversicht in seinem Glauben lebt, kann nicht mehr von bösen Kräften besiegt werden, denn sein Weg und sein Ziel liegen klar vor ihm.

Das Gebäude der Tugenden

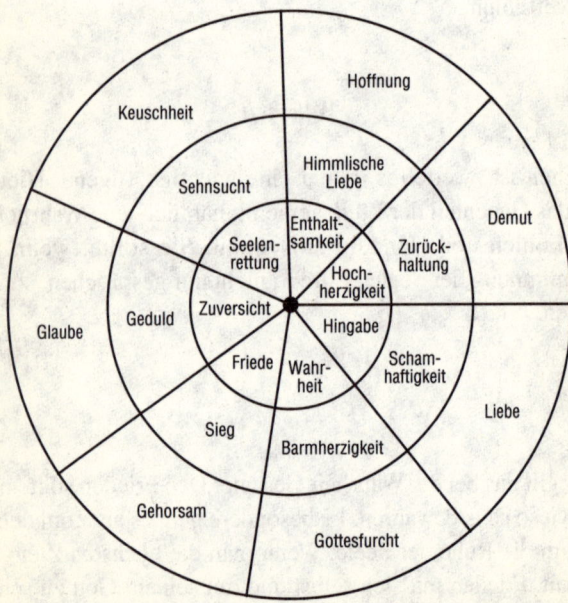

Die 35 guten und schlechten Kräfte

Hildegard erwähnt in einem späteren Werk, dem „liber vitae meritorum", noch 14 weitere Tugenden, zusätzlich zu den gerade erläuterten 21. Der Vollständigkeit halber haben wir diese in der anschließenden Liste ergänzt und besonders hervorgehoben. Sie werden jedoch feststellen, daß es keine wirklich neuen Begriffe sind, sondern Erläuterungen anderer, umfassender Tugenden.

Gute Kräfte	Schlechte Kräfte
Gebet	*Albernheit*
Enthaltsamkeit	Völlerei
Hochherzigkeit	Verbitterung
Hingabe	Selbstzentriertheit
Wahrheit	Täuschung
Friede	Streitsucht
Glückseligkeit	*Unglücklichsein*
Maßhalten	*Maßlosigkeit*
Seelenrettung	Preisgabe der Seele
Demut	Überheblichkeit
Liebe	Neid
Gottesfurcht	Stolz
Gehorsam	Ungehorsam
Glaube	Untreue
Hoffnung	Verzweiflung
Keuschheit	Zügellosigkeit
Gerechtigkeit	*Ungerechtigkeit*
Stärke	*Bequemlichkeit*
Zuversicht	Gottvergessenheit
Beständigkeit	*Unbeständigkeit*
Sehnsucht	Sorge
Reue	*Uneinsichtigkeit*
Weltverachtung	*Habgier*
Eintracht	*Zwietracht*
Ehrfurcht	*Neugier*
Stabilität	*Wankelmut*

Gute Kräfte	Schlechte Kräfte
Dienst an Gott	*Böse Taten*
Zufriedenheit	*Geiz*
Freude	*Trübsal*
Himmlische Liebe	Weltliche Liebe
Zurückhaltung	Unkontrolliertheit
Schamhaftigkeit	Prahlerei
Barmherzigkeit	Hartherzigkeit
Sieg	Resignation
Geduld	Ungeduld

Kapitel 3:
Die Ernährung der Heiligen Hildegard

Da die Hildegard-Medizin eine naturheilkundliche Ergänzung zu schulmedizinischen Methoden und eine ganzheitliche Therapieform darstellt, erscheint es logisch, daß sie sich weniger darauf konzentriert, einzelne Symptome zu beseitigen, sondern vielmehr darauf, den „ganzen Menschen" in ein Gleichgewicht zu bringen, in dem Krankheit oder Leiden keinen Platz mehr finden. Die Hildegard-Medizin widmet sich dabei allen Aspekten des menschlichen Daseins im täglichen Leben – und somit selbstverständlich auch der Ernährung.

Daß die Art und Weise, in der sich der Mensch ernährt, für sein Gesamtbefinden und seine Gesundheit – und zwar sowohl für die körperliche als auch für die seelisch-geistige – von entscheidender Bedeutung ist, war für Hildegard ebenso selbstverständlich, wie es dies auch für jeden vernünftig denkenden Menschen sein sollte.

Es ist in der Tat höchst erstaunlich, daß die so fortschrittliche und weit entwickelte moderne Medizin den Wert einer gesunden, natürlichen Ernährung immer noch wenig anerkennt, wenn man einmal von ein paar Ausnahmen absieht wie etwa bei Diabetes oder erhöhte Cholesterinwerte, bei denen die Ernährung auch aus schulmedizinischer Sicht umzustellen ist. In allen anderen Fällen wird der Nahrung jedoch kaum Beachtung geschenkt. Selbst bei lebensbedrohenden Krankheiten wie Krebs – die, wie aufgrund von Forschungsergebnissen inzwischen nachgewiesen werden konnte, oft zumindest *auch* Folge falscher Lebens- und Ernährungsgewohnheiten sind – wird der Betroffene auf die Frage, ob er denn nun in Anbetracht seiner schweren Krankheit etwas an seinen Eßgewohnheiten verändern sollte, von seinem Arzt meist zu hören bekommen, daß er ruhig weiterhin genauso essen kann wie bisher.

Glücklicherweise sind gerade in letzter Zeit aus demselben Lager, aus dem solch törichte und verantwortungslose Ratschläge erfolgen, einige Stimmen laut geworden, die die große Bedeutung der Ernährung in bezug auf Vitamine, Mineralstoffe, Ballaststoffe usw. hervorheben.

Dies mag vor allem daran liegen, daß in letzter Zeit zahlreiche medizinische Studien aus der ganzen Welt zu dem „sensationellen" Ergebnis geführt haben, daß es anscheinend doch nicht vollkommen gleichgültig ist, wie wir uns ernähren, und daß Fehlernährung sehr wohl zu zahlreichen Erkrankungen führen kann, vor allem dann, wenn sie den Menschen über Jahre hinweg belastet.

Trotz dieses Fortschritts, ist es in diesem Bereich doch wieder zu recht einseitigen Betrachtungsweisen gekommen, was allerdings in der Natur der Sache liegt: Analytische Verfahren konzentrieren sich darauf, die Objekte ihrer Untersuchung in ihre Einzelteile zu zerlegen. So liegt bei der Analyse der Lebensmittel die Konzentration auch immer auf den einzelnen Bestandteilen.

Es verwundert daher nicht, daß die Nahrungsmittelchemie unser Essen in Kalorien-, Fett-, Kohlenhydrat- und Eiweißgehalt, in Vitaminanteile, Mineralstoffe usw. aufteilt. Neuerdings sind die Vitamine besonders in Mode gekommen. Dabei gehören die Vitamine C, E und A zu den besonders populären, da man zu dem Ergebnis gekommen ist, daß sie für die Vorbeugung und Heilung zahlreicher, teils schwerer Erkrankungen wie etwa Krebs eine sehr viel größere Rolle spielen, als bisher angenommen wurde.

Die Folgen, die die jeweils neuesten Nachrichten aus den Lebensmittellaboratorien rund um den Globus für den Verbraucher haben, sind eine Unmasse an Ernährungstabellen, Vitamintabletten, Enzympräparaten, Diätvorschlägen und Ernährungstips. Die allgemeine Verwirrung ist folglich groß. Da heißt es einmal Kalorien zählen, ein andermal Kartoffeln essen und Fette meiden, dann wieder Vitamin C schlucken, sich auf Rohkost beschränken oder Melonen frühstücken.

So lobenswert die Verlagerung des allgemeinen Interesses auf die Ernährung ist, so einseitig sind doch auch oft die Betrachtungsweise und die daraus resultierenden Diätvorschriften der zahlreichen „Ernährungsspezialisten". Die heute übliche Überbetonung einzelner Stoffe wie beispielsweise der Vitamine, oder die Verdammung anderer wie etwa der tierischen Fette, hätte der Heiligen Hildegard wohl kaum mehr als ein leises und weises Lächeln entlockt. Sie, die in direktem göttlichen Kontakt stand, ihre Visionen von Gott empfing und die Wunder und Geheimnisse der Natur schauen durfte, kümmerte sich freilich nicht im mindesten um die einzelnen Bestandteile der verschiedenen Nahrungsmittel. Ihre Sicht umfaßte vielmehr das Ganze als die Einzelteile. Für sie waren die Zusammenhänge im Bereich der Ernährung absolut eindeutig.

Wenn wir nun anschließend auf die diätetischen Hinweise Hildegards zu sprechen kommen, muß dabei klar sein, daß es sich hier nicht um eine Diät im heutigen Sinne handelt, geschweige denn um eine Diät im Sinne einer Abmagerungskur – auch wenn sich als „Nebenwirkung" einer gesunden Ernährung das Gewicht normalisiert. Vielmehr beschreibt Hildegard von Bingen in ihren Visionsschriften energetische Gesetzmäßigkeiten innerhalb der Nahrungsmittel. Im Mittelpunkt steht dabei stets die *Wirkung*, die die verschiedenen Nahrungsmittel und Heilkräuter auf den Menschen haben. In diesem Zusammenhang kommt Hildegard auf die „Subtilitäten der unterschiedlichen Naturgeschöpfe" zu sprechen. Je nachdem, welche subtilen Kräfte in den unterschiedlichen Nahrungsmitteln vorherrschen, unterscheiden sich auch die Wirkungen auf „den Leib" und „das Gemüt" des Menschen. So unterscheidet Hildegard beispielsweise zwischen heilsamer und zerstörerischer, wärmender und kühlender, reinigender und verschleimender, schmerzlindernder, fiebersenkender, „lustigmachender" oder „das Gemüt bitter machender" Wirkung der Nahrung.

Für Hildegard besteht kein Zweifel daran, daß es eine „heilende Nahrung" gibt. Diese bezieht sich auf die subtilen Wirkungen, die gerade für die individuellen Bedürfnisse des jeweiligen Patienten von Bedeutung sind und ihm dabei helfen, sein Gleichgewicht wiederzufinden. Wenn wir also von der Hildegard-Diät sprechen, meinen wir damit die Umsetzung der Erkenntnisse und Visionen Hildegards in die tägliche Praxis. Um diese Umsetzung zu erleichtern, ist es am sinnvollsten, die verschiedenen Nahrungsmittel aus ihrer Sicht zu beleuchten. Auf diese Weise können Sie mühelos selbst herausfinden, welche Nahrungsmittel Sie in Zukunft von Ihrem Ernährungsplan streichen oder welche Sie reduzieren und welchen Sie mehr Beachtung schenken sollten, um Ihre persönlichen Bedürfnisse zu erfüllen.

Gerade für die vollständige Heilung von Krankheiten ist das Umstellen der Ernährung sehr wichtig. Aber auch dann, wenn Sie nicht unter einer konkreten Erkrankung leiden, sollten Sie das Experiment wagen und sich die Prinzipien der Hildegard-Diät zunutze machen. Wenn Sie die Reaktionen Ihres Körpers beachten, wenn Sie immer wieder in sich hineinspüren und beobachten, was sich aufgrund der Nahrungsumstellung hinsichtlich Ihrer Gefühle, Gedanken und Ihres Körpers verändert, werden Sie mit Sicherheit einige höchst interessante und faszinierende Feststellungen machen.

Uneingeschränkt empfehlenswerte Nahrung

Barsch
Bier
Bohnen
Brennessel
Brombeere
Dinkel
Fenchel/Fencheltee
Fruchtmispel
Gänsefleisch
Getreidekaffee (aus Dinkel)
Hecht
Hirsch

Kastanien
Kichererbse
Kornelkirsche
Kürbis
Pastinaken
Quitten
Reh
Schaffleisch
Wels
Ziegenfleisch
Zitrone

Diese Nahrungsmittel sind sowohl für Gesunde als auch für Kranke zu empfehlen und sollten möglichst regelmäßig auf dem Speiseplan stehen. Sie haben unterschiedliche positive Wirkungen, und wir wollen nur einige Beispiele nennen: „Der Fenchel macht den Menschen lustig, gibt ihm eine gesunde Farbe und einen angenehmen Geruch sowie eine gute Verdauung." Rehfleisch reinigt den Körper von Schleim und üblen Gasen. Bohnen sind für Kranke wie für Gesunde nützlich und helfen gegen Erkrankungen der Eingeweide, während Zitronen beispielsweise dazu beitragen, Fieber zu beseitigen.

Nahrung, auf die verzichtet werden sollte

Aal	Linsen
Erdbeeren	Pflaumen
Heidelbeeren	Pfirsiche
Lauch	Schweinefleisch

Diese Nahrungsmittel sollten nach Hildegard möglichst überhaupt nicht oder höchst selten gegessen werden, da sie die Gesundheit des Menschen angreifen können. So führt beispielsweise Schweinefleisch zu Verschleimung und Trägheit, Aal erzeugt psychische Disharmonien, die „Erdbeere erzeugt Schleim im Menschen, wenn er sie ißt (…) und sie nutzt weder dem Gesunden noch dem Kranken." Lauch steigert die Begierden, die Heidelbeere kann unter Umständen Rheuma und Gicht fördern. Pflaumen lehnt Hildegard ab, da sie „die Melancholie im Menschen steigern und ihm die sauren Säfte mehrt (…)". Linsen sind vor allem deshalb abzulehnen, weil sie Wärme entziehen und Pfirsiche, weil sie das Säftegleichgewicht im Menschen empfindlich stören.

Nahrung, die vorsichtig dosiert werden muß

Die folgenden Nahrungsmittel sind ungefährlich und sogar empfehlenswert, jedoch dürfen sie nur in rechten Maßen genossen werden:

Butter (vor allem bei Übergewicht)	Petersilie
Datteln	Pfeffer
Eier (nur gekochte Hühnereier)	Salz
Essig (Weinessig)	Wein
Knoblauch	Zucker (möglichst unbehandelter Rohrzucker)

Nahrungsmittel, bei denen besondere Regeln zu beachten sind

Die folgenden Nahrungsmittel sind zwar empfehlenswert und teilweise sogar höchst heilsam, jedoch muß bei der Zubereitung das ein oder andere beachtet werden. Gerade im Krankheitsfall ist es wichtig, sich an diese Hinweise zu halten, da die positiven Wirkungen der anschließend aufgeführten Nahrungsmittel bei falschem Gebrauch ins Gegenteil umschlagen können. Natürlich ist es uns im Rahmen dieses Buches nicht möglich, alles, was Hildegard zu den einzelnen Nahrungsmitteln gesagt hat, aufzuzählen, und so haben wir uns auf die wichtigsten Aussagen beschränkt.

Sellerie sollte immer gekocht werden, dann schadet er nicht. Wer jedoch eine „unstete Gesinnung" hat oder schwermütig ist, sollte ihn nicht essen.

Die **Zwiebel** sollte ebenfalls nur gekocht verspeist werden. Während sie roh „schädlich und giftig wie der Saft des Unkrautes" ist, ist sie gekocht sogar für Menschen zu empfehlen, die unter Fieber oder Schüttelfrost leiden. Wer unter Magenproblemen leidet, darf jedoch überhaupt keine Zwiebeln essen.

Salat sollte man immer mit Essig und Knoblauch mariniert essen, oder ihn mit Dill würzen. Außerdem empfiehlt Hildegard, daß „der Mensch erst eine warme Speise esse, damit sich sein Magen erwärme (…)". Salat sollte also nie vor der warmen Speise, wie es bei uns meist üblich ist, sondern stets im Anschluß an sie gegessen werden.

Milch ist eher im Winter als im Sommer zu empfehlen. „Die Kuhmilch (…) ist im Winter bekömmlicher denn im Sommer, weil sie im Winter nicht so viele unterschiedliche Säfte an sich zieht wie im Sommer." Kranken Menschen empfiehlt Hildegard jedoch, auch im Sommer kleine Mengen Milch zu trinken.

Was **Obst- und Gemüsesäfte** betrifft, so sind diese durchaus zu empfehlen, jedoch sollten sie immer gemeinsam mit einer Speise, zumindest aber mit etwas trockenem Brot und niemals pur genossen werden, da

„die Säfte der Kräuter und des Obstes gelegentlich Kopfschmerzen verursachen, so man sie ohne trockenes Brot verspeist (…)".

Rote Bete und **Birnen** sollten laut Hildegard niemals roh verspeist, sondern stets gekocht werden. Äpfel hingegen dürfen von Gesunden roh verspeist werden, kranke und schwächliche Menschen sollten aber auch sie nur gekocht essen.

Beim **Käse** ist zu beachten, daß Menschen mit Übergewicht und schwachem Bindegewebe lediglich weiche Käsesorten wie Frischkäse und Quark essen sollten, während es „einem Menschen mit gesundem und kräftigem, trockenen Fleisch" nicht schadet, wenn er Hartkäsesorten ißt.

Honig ist im allgemeinen durchaus günstig, Hildegard warnt jedoch jene Menschen vor dem Honigverzehr, die starkes Übergewicht haben oder die sehr mager sind.

Die **Johannisbeere** hat eine besonders starke Heilwirkung, allerdings nur dann, wenn man sie mit anderen Früchten kombiniert.

Ebenso wie die Johannisbeere zusammen mit anderem Obst genossen werden sollte, sollte man **Liebstöckel** immer nur in Kombination mit anderen Kräutern verwenden.

Vom **Ingwer** heißt es, daß ihn nur der, „der einen mageren Körper hat und schon dem Tode nahe ist" in kleinen Mengen, beispielsweise in der Suppe und außerdem immer auf nüchternen Magen zu sich nehmen sollte.

Rindfleisch eignet sich besonders für Gesunde, denn „(…) sein Fleisch ist wegen seiner Kühle für einen schwachen Menschen nicht gut zu essen, wohl aber für einen warmen Menschen (…)".

Dasselbe gilt auch für **Hühnerfleisch**, welches ebenfalls nur für Gesunde empfohlen wird.

Auch für alle **Kohlsorten** gilt, daß sie den Gesunden unter uns vorbehalten sind. Bei Hildegard heißt es dazu: „Gesunde Menschen mit kräftigen Adern und wenig Fett am Leibe können Kohl und Kraut durch ihre Kräfte verdauen. Für fette Menschen ist es ebenso schädlich, Kohl und Kraut zu essen wie für die Kranken (…)"

Dinkel, das „Hildegard-Getreide"

Der Dinkel ist nach Ansicht Hildegards das mit Abstand beste und heilsamste Nahrungsmittel überhaupt. Sie war von seinen positiven Wirkungen dermaßen überzeugt, daß diese Getreideart inzwischen als *das* zentrale Nahrungsmittel innerhalb der Hildegard-Diät gilt. Während sie mit anderen Getreidesorten vorsichtig umgeht, sieht sie im Dinkel „ein Getreide, das den Kranken innerlich wie eine heilsame Salbe zu heilen vermag." Während Hildegard Weizen nur in seiner vollwertigen Form, also als Vollkornweizen empfiehlt, Roggen nur für die Zubereitung von Brot und Hafer lediglich für Gesunde zuläßt, offenbart sich Dinkel in ihren Visionen als das einzige Getreide, das für alle Menschen uneingeschränkt zu empfehlen ist, und das seine positiven Wirkungen auf den Körper und das Gemüt des Menschen unabhängig von der Zubereitungsart entfalten kann. Selbst in der sonst eher wenig empfehlenswerten Form des Auszugsmehls geht die Heilkraft des Dinkels nämlich nicht verloren.

Wenn man jemandem, der sich zum ersten Mal an die Hildegard-Medizin herantastet und dabei auch dazu bereit ist, seine Eßgewohnheiten umzustellen, nur einen einzigen Rat geben dürfte, so wäre es mit Sicherheit der, Dinkel zu seinem Hauptnahrungsmittel zu machen. Dies fällt übrigens den meisten „Hildegard-Anfängern" erfahrungsgemäß sehr leicht, was daran liegen mag, daß es für Dinkel unglaublich viele verschiedene Zubereitungsarten gibt. So können wir Dinkel nicht nur als gekochtes Getreide oder Getreidebrei verwenden, sondern wir können Dinkelbrot, Dinkelbackwaren, Dinkel-Risotto, Dinkelpudding, Dinkelgrieß, Dinkelschrot und viele andere köstliche Dinkelrezepte zubereiten.

Nicht nur in entsprechenden Getreidekochbüchern, sondern auch in speziellen Büchern zum Thema „Hildegard-Küche" finden Sie jede Menge solcher Rezepte. Wir wollen Ihnen an dieser Stelle lediglich das Grundrezept für die Zubereitung von Dinkel zeigen.

Als Grundrezept für die Zubereitung von Dinkel empfehlen wir Ihnen weichgekochte Dinkelkörner. Waschen Sie dazu zunächst eine Tasse voll Dinkelkörner gründlich unter fließendem Wasser. Verwenden Sie möglichst immer kontrolliert biologisch angebautes Getreide aus dem Naturkostladen.

Geben Sie die Körner in einen Topf mit gut der doppelten Menge Wasser, bringen Sie das Ganze zum Kochen, und fügen Sie eine Prise Meersalz hinzu. Lassen Sie den Dinkel kurz sprudelnd aufkochen, drehen Sie dann die Hitze zurück und lassen Sie ihn anschließend noch 45 Minuten leise köcheln.

Geben Sie, falls nötig, zwischendurch etwas Wasser hinzu, und servieren Sie den Dinkel mit etwas Butter oder Sauerrahm zu gedünstetem Gemüse.

Sie werden erstaunt sein, wie schnell sich ihr gesundheitlicher Zustand verbessert, wenn Sie Dinkel in Ihren täglichen Speiseplan einbinden. Hildegard beschreibt die subtilen Energien von Dinkel als so enorm, daß er im Kreis ihrer Anhänger geradezu als Wundergetreide angesehen wird. Besonders kranken Menschen, ja vor allem auch Schwerstkranken wie beispielsweise Krebspatienten wird dringend empfohlen, Dinkel zu essen. Dies ist eine Forderung, die nicht nur aus der visionären Schau Hildegards verständlich wird, sondern die durchaus auch aus der Sicht der modernen Nahrungsmittelchemie erklärbar ist. Der Dinkel, der dem Weizen äußerlich recht ähnlich ist, besitzt vor allem in seiner vollwertigen Form die idealen Fett-, Kohlenhydrat- und Eiweißanteile sowie wertvolle Vitamine, Mineralstoffe und Spurenelemente. Mit anderen Worten: Dinkel enthält genau jene Substanzen, derer der hochzivilisierte und gleichzeitig weit von der Natur entfernte Mensch unserer Tage so dringend bedarf. Durch verarbeitete Lebensmittel und Fast Food sind trotz üppigen Angebots Mangelzustände entstanden, die das Gleichgewicht des Menschen erheblich gefährden und zahlreichen Zivilisationserkrankungen Tür und Tor öffnen können.

Dinkel ist nun ein besonders wertvolles, vitalstoffreiches Getreide, das darüber hinaus leicht verdaulich ist, schnell Energie und Wärme liefert, die Blutbildung verbessert, das Drüsensystem und das Lymphgewebe stärkt und harmonisiert sowie den inneren Organen die nötige Widerstandskraft gibt. Aber Hildegard schreibt auch von den Auswirkungen des Dinkels auf die Psyche. Der enge Zusammenhang zwischen Körper und Seele macht verständlich, daß es bei einer guten Versorgung mit allen lebensnotwendigen Stoffen wie beispielsweise Vitaminen auch zu seelischer Ausgeglichenheit, zunehmender Lebensfreude und Optimismus kommt. Diese positive seelische Verfassung hilft wiederum dabei, mit körperlichen Erkrankungen schneller fertigzuwerden.

Doch lassen wir Hildegard zum Schluß selbst zu Wort kommen. In ihren Schriften lesen wir: „Dinkel ist das beste aller Körner. Er wirkt wärmend, fettend, kraftgebend und ist gelinder als anderes Getreide. Wer Dinkel ißt, bekommt davon gesundes Fleisch und gesundes Blut, einen frohen Sinn und frohe Gedanken. Wie immer man ihn zubereitet, ob als Brot oder in anderer Form, stets ist er gut und lind. Wer von Krankheit und Schwäche gezeichnet ist und nicht mehr essen kann, dem gebe man Dinkelkörner, die man im Wasser koche und füge etwas Butter hinzu, so daß er besser schmecke. Gibt man ihn so dem Kranken zu essen, so heilt er ihn von innen wie eine heilsame Salbe (…)"

Die Bedeutung des Fastens
in der Hildegard-Therapie

Das Heilfasten erfreut sich in unserer heutigen Zeit großer Beliebtheit. Während Fasten als Möglichkeit, seine Gesundheit wieder herzustellen, über viele Jahre in Vergessenheit geraten war, gibt es heutzutage wieder sehr viele Heilpraktiker und Naturmediziner, die das Fasten zur Entgiftung und Entschlackung des Organismus empfehlen. Tatsächlich ist das Fasten besonders wertvoll, wenn es darum geht, chronische Erkrankungen wieder in den Griff zu bekommen, aber natürlich ist es auch als Mittel zur Vorbeugung zu empfehlen. Fasten hat übrigens nicht das geringste mit Hungern oder Zwang zu tun, da der Fastende sich ja aus freiem Willen dazu entschließt, die Nahrung für eine *absehbare* Zeit einzustellen.

46

Inzwischen gibt es allerorts zahlreiche Fastenanhänger, die sich in ihrem Wohlbefinden stark beeinträchtigt fühlen würden, wenn sie nicht mindestens ein- bis zweimal im Jahr fasten könnten. Die meisten von ihnen freuen sich schon vor ihrer Fastenkur, die vorzugsweise im Frühling und im Herbst stattfindet, darauf, da sie diese natürliche Heilmethode mit all ihren wohltuenden Auswirkungen zu schätzen und zu lieben gelernt haben.

Auch innerhalb der Hildegard-Medizin finden wir mit dem Fasten eine Methode, um die Gesundheit zu harmonisieren, doch es bestehen einige Unterschiede zwischen dieser und der modernen Auffassung vom Fasten. Während es dem Fastenden unserer Tage meist darum geht, dabei Gewicht zu verlieren und seinen Körper zu entschlacken, vertritt Hildegard das Fasten in erster Linie als eine Methode, um das menschliche Gemüt beziehungsweise die Seele zu heilen.

So verwundert es nicht besonders, daß das Fasten bei Hildegard meistens in Zusammenhang mit Bußeübungen oder Exerzitien auftaucht. Hildegard sieht es als vorzügliches Heilmittel gegen die 35 Laster, von denen in ihren Schriften des öfteren die Rede ist. Diese 35 Laster, denen 35 Tugenden gegenüberstehen, sind letztlich für das Unglück und die Krankheiten des Menschen verantwortlich. Das Fasten wird bei Hildegard insbesondere als Heilmittel gegen die Vergnügungssucht, Gefühllosigkeit, Freßsucht, den Neid, die Wollust und Trägheit, aber auch gegen die Habsucht erwähnt.

So gut das Fasten für die Entwicklung positiver Tugenden ist – Hildegard warnt doch auch vor dem „sinnlosen Fasten", und sie spricht in diesem Zusammenhang von jenen Menschen, die das Fasten übertreiben und dadurch geschwächt werden. Einigen Menschen rät sie sogar grundsätzlich vom Fasten ab: Wer sehr sensibel ist, unter einem wechselhaften Gemüt leidet, zu Schwermut oder Weltschmerz neigt, aber auch wer schwerkrank ist, der sollte auf das Fasten besser verzichten, da es sein ohnehin schon gestörtes Gleichgewicht nur noch mehr in Unordnung bringen würde.

Bei aller Liebe zum Fasten darf eben doch nicht vergessen werden, daß diese Methode einen tiefen Eingriff in den Organismus darstellt, den nun einmal nicht jeder gleich gut verkraftet. Oft wird auch mehr oder weniger unvorsichtig gefastet, was vielerlei nachteilige Auswirkungen haben kann. Wer noch nie gefastet hat, sollte sich für das erste Mal den Rat eines Arztes oder Heilpraktikers einholen, weil es eine gute Vorbereitung erfordert. Da es höchst unvernünftig wäre, von der üblichen, oft üppigen Ernährung auf plötzliches Fasten umzusteigen, wird es mit drei Entlastungstagen vorbereitet, an denen man die Nahrung reduziert und sich zunehmend von Rohkost ernährt.

Während des Fastens ist auf eine gute Darmentleerung und auf ausreichende Flüssigkeitszufuhr zu achten. Die strenge Form des Fastens beschränkt sich auf die Zufuhr von Wasser, was allerdings nur unter ärztlicher Aufsicht ausgeführt werden darf, während die mildere Fastenform Obst- und Gemüsesäfte, Gemüsebrühen und Tees zuläßt.

Auch das Beenden des Fastens muß stets mit einigen Übergangstagen einhergehen, an denen man sich langsam wieder an feste Nahrung gewöhnt.

Es ist nicht zu leugnen, daß das Fasten zahlreiche positive Auswirkungen auf den Körper hat. Schließlich kommt es währenddessen zu einem Abbau überschüssiger Fettdepots und Eiweißablagerungen sowie zu einer gründlichen Entgiftung und Entschlackung des Organismus. Dennoch ist es kein Zufall, daß Hildegard das Seelische so sehr betont – geht es beim Fasten doch um viel mehr als um das bloße Entgiften des Körpers und den Abbau einiger überflüssiger Pfunde!

Aus der Sicht der Hildegard-Medizin ist das Fasten besonders aus dem Grund so wertvoll, weil es dem Menschen den Kontakt zu seiner Seele erleichtert. Durch das Fasten wendet sich seine Konzentration ganz automatisch nach innen, und so erleichtert es ihm die innere Einkehr und Besinnung. Der Verzicht auf Nahrung ist in gewisser Weise auch ein Verzicht auf äußere Reize. Beim Fasten entzieht sich der Mensch seinen Trieben, dem Getriebe und dem Trubel der Welt, und er entdeckt in der inneren Einkehr seinen göttlichen Seelengrund. Insofern stellt jedes Fasten auch immer eine Chance zur Wandlung und Neuorientierung dar.

Diese Chance kann aber nur derjenige nutzen, der sich während des Fastens die nötige Ruhe gönnt, und der es zu einer „seelischen Übung" im Sinne Hildegards macht. Um diese seelische Übung zu unterstützen, ist es notwendig, sich dem Alltagstrott zu entziehen, sich der inneren

Ruhe hinzugeben, zu meditieren, zu beten, lange Spaziergänge zu unternehmen und nicht zuletzt auch seinem Körper genügend Aufmerksamkeit zu schenken. Gelingt diese Wandlung in der Fastenzeit, so ist es ein leichtes, seine Lebensweise auch danach so beizubehalten, indem man seine Ernährung beispielsweise nach den Prinzipien der Heiligen Hildegard ausrichtet oder versucht, an seiner inneren Entwicklung zu arbeiten und jene positiven Tugenden zu fördern, an denen es einem vielleicht bisher gemangelt hat.

Kapitel 4:
Hildegard-Medizin bei körperlichen Leiden

In diesem Kapitel stellen wir nun die speziellen Rezepte gegen verschiedene, häufig auftretende Krankheiten beziehungsweise Beschwerden vor. Wir haben versucht, die immerhin über 800 Jahre alten Rezepte dem modernen Gebrauch entsprechend anzupassen. Umständliche und zeitaufwendige Rezepte wurden dabei ebenso ausgeschlossen wie solche, deren Zutaten nur unter großen Schwierigkeiten zu besorgen sind. Die meisten der hier genannten Zutaten erhalten Sie in Apotheken, Naturkostläden sowie in Geschäften mit gutem Edelsteinsortiment. Für etwas ausgefallenere Zutaten können Sie die unterschiedlichen Bezugsquellen, die wir im Anhang dieses Buches genannt haben, anschreiben.

Die Heilwirkungen der folgenden Mittel sind teilweise enorm. Dies können Tausende von Menschen bestätigen, die damit behandelt wurden. In zahlreichen Naturheilpraxen, aber auch in einigen Arztpraxen, wurde inzwischen mit großen Erfolgen nach den Prinzipien der Heiligen Hildegard therapiert. Dabei wirken die Heilmittel auf einer feinen Ebene. Sie bringen „die vier Säfte" im Menschen (entsprechend den vier Typen: Melancholiker, Sanguiniker, Choleriker, Phlegmatiker) in Harmonie, befreien ihn von Schleim und aktivieren nicht zuletzt auch die seelischen Kräfte, die für die Heilung notwendig sind.

Der praktischen Erfahrung Hildegards, die über Jahre als klösterliche Heilerin tätig war, verdanken wir es, daß wir heute über gute Beschreibungen, Dosierungsangaben und die Zubereitungsvorschriften für die Rezepte verfügen. Allerdings war es immer wieder notwendig, die für die Herstellung der Rezepte notwendigen Begriffe von der mittelalterlichen Ausdrucksweise in eine moderne und allgemeinverständliche Form zu übertragen.

Bevor wir uns nun der Praxis zuwenden, wollen wir an dieser Stelle noch einmal eindringlich davor warnen, bei schwerwiegenden Erkrankungen eine Eigenbehandlung vorzunehmen, die nicht mit dem Arzt oder Heilpraktiker abgesprochen wurde! Obwohl die folgenden Rezepte bei alltäglichen Leiden mit großem Erfolg problemlos eingesetzt werden können, sollten Sie bei schwereren Krankheiten keine Experimente wagen. Es ist zwar durchaus sinnvoll, den Heilungsprozeß auch schwerer und sogar lebensbedrohender Erkrankungen mit der Hildegard-Medizin zu unterstützen, dazu ist aber stets die Hilfe und der Rat eines Arztes oder Heilpraktikers einzuholen, der über ausreichende Erfahrungen mit dem Einsatz dieser Methode verfügt.

Allergien

Rezept I

Dieses Rezept eignet sich zur Behandlung aller Allergien, die aufgrund von Umwelt- oder Nahrungsgiften ausgelöst werden.

„Wer aber Gift von außen aufgenommen hat, (…) trinke diesen Wein nach dem Essen in Maßen, jedoch häufig. Auf diese Weise wird er jegliches Gift ausscheiden (…)"

Zutaten:
100 ml Rotwein
10 ml Wermutsaft
30 ml Maulbeerblättersaft

Zerhacken Sie eine größere Menge Maulbeerblätter so fein wie möglich, geben Sie diese dann in ein feines Baumwolltuch, und pressen Sie auf diese Weise den Saft aus, bis Sie die nötige Menge erhalten haben. Stellen Sie genauso den Wermutsaft her, fügen Sie anschließend beides dem Wein zu, kochen Sie das Ganze kurz auf, und lassen Sie es dann noch einige Zeit ziehen. Nehmen Sie regelmäßig ein halbes Likörglas davon nach dem Essen ein.

Rezept II

Das folgende Rezept eignet sich besonders gut gegen Heuschnupfen und allergische Reaktionen im Bereich der Atemwege.

„Wer in seiner Nase oder in seinem Brustraum an Unsäften leidet, der ziehe den Rauch des Eibenholzes durch Mund und Nase ein, auf daß sich die nachteiligen Säfte lösen und den Leib verlassen (...)"

Zutaten:
1–2 Teelöffel Eibenholz

Raspeln Sie so viele Eibenholzspäne ab, bis Sie mindestens einen Teelöffel davon voll haben. Geben Sie diese auf eine glühende Elektroplatte oder, wenn Sie die traditionelle Methode vorziehen, auf einen im Feuer erhitzten, glühenden Stein. Legen Sie das Eibenholz darauf, und atmen Sie die Dämpfe abwechselnd durch Mund und Nase ein.

Weitere Tips

Essen Sie regelmäßig eine Nachspeise, für die Sie geviertelte, entkernte Birnen kurz kochen. Verwenden Sie zusätzlich Birnendicksaft oder mit Honig gewürztes Birnenmus. Außerdem sollten folgende Nahrungsmittel beziehungsweise Kräuter im täglichen Speiseplan nicht fehlen: Schöllkraut, Malve, Kornelkirsche, Wegerich und verschiedene Bohnensorten.

Innerhalb der Edelsteintherapie empfiehlt Hildegard insbesondere den Bergkristall und Chalcedon.

Arthrosen, Arthritis

Rezept I

"Wer durch die Gicht solche Schmerzen leidet, daß sich sein Mund verzerrt und seine Glieder zittern, (...) der nehme Selleriesamen, füge ein Drittel Weinraute hinzu, etwas weniger Muskatnußpulver und weniger Gewürznelken als Muskatnuß und weniger Steinbrech als Gewürznelken, und daraus bereite er ein feines Pulver. Dieses Pulver esse er vor und nach den Mahlzeiten und die Gelenkschmerzen werden verschwinden (...)"

Zutaten:
6 Teelöffel Selleriesamen
2 Teelöffel Weinraute
1 Teelöffel Muskatnuß
1/2 Teelöffel Gewürznelken
1 Messerspitze Steinbrech

Vermischen Sie alle Zutaten in einem Mörser, und zerstoßen Sie sie zu feinem Pulver. Geben Sie dreimal täglich jeweils vor und nach dem Essen eine Messerspitze voll davon auf die Zunge.

Rezept II

"Wird jemand in seiner Seite oder in seinen Gelenken von der Gicht geplagt, als wären seine Glieder zerschmettert worden, so koche man ihm Eschenblätter in Wasser und lege ein Leinentuch damit auf seine nackte Haut oder packe ihn ringsum ein, vor allem aber an den schmerzenden Gelenken, (...) so wird er bald Linderung finden (...)"

Zutaten:
Eine kleine Schüssel voll frischer Eschenblätter
1 Liter Wasser

Zerkleinern Sie die Eschenblätter und kochen Sie sie kurz auf. Lassen Sie das Ganze anschließend noch etwa zehn Minuten weiterköcheln. Seihen Sie ab, und tauchen Sie ein Baumwoll- oder Leinentuch in die Flüssigkeit.

Benützen Sie das Tuch als Auflage oder als Wickel für die schmerzhaften Stellen. Wiederholen Sie dies über einen Zeitraum von ein bis zwei Wochen täglich einmal. Falls Sie keine frischen Eschenblätter finden sollten, können Sie notfalls auch getrocknete verwenden.

Weitere Tips

Bei Arthrosen und Arthritis empfiehlt Hildegard in der Edelsteintherapie den Chrysopras. Außerdem nehme man regelmäßig Quittenfrüchte zu sich. Auch der Genuß von Hirschleber wird von Hildegard empfohlen.

Asthma

Rezept I

„Wenn eines Menschen Lunge voller Luft ist, so daß er husten muß und schwerlich Luft bekommt, so koche er Lungenkraut in Wein und trinke es auf nüchternen Magen, und er wird geheilt werden."

Zutaten:
1 Liter Wein
4 Eßlöffel getrocknetes Lungenkraut

Bringen Sie das Wasser zum Kochen, fügen Sie das Lungenkraut hinzu, lassen Sie das Ganze 15 Minuten leise köcheln, und seihen Sie anschließend ab. Füllen Sie das Wasser in eine luftdicht verschließbare Flasche. Geben Sie morgens vor dem Frühstück und vor den Hauptmahlzeiten jeweils einen Eßlöffel voll davon auf die Zunge.

Rezept II

„Nimm doppelt soviel Wollkraut wie Wacholderbeeren und doppelt soviel Bertram wie Wollkraut und koche das in gutem, starken Wein. Schütte es sodann in ein Gefäß, gib einige geschnittene Alantwurzeln hinein und trinke dies auf leeren Magen, (…) fahre fort damit, bis du geheilt bist (…)"

Zutaten:
1 Eßlöffel Wacholderbeeren
2 Eßlöffel Wollkraut
4 Eßlöffel Bertramwurzel
1 Teelöffel grob geschnittene Alantwurzel
1,5 Liter Rotwein

Geben Sie sämtliche Zutaten außer der Alantwurzel in einen großen Topf, bringen Sie das Ganze zum Kochen und lassen Sie es anschließend 15 Minuten leise köcheln. Fügen Sie zum Schluß die Alantwurzel hinzu, lassen Sie den Wein abkühlen und füllen Sie ihn mit allen Zutaten in eine luftdicht verschließbare Flasche. Stellen Sie den Wein kalt und nehmen Sie täglich einen Eßlöffel voll davon auf nüchternen Magen ein, wobei Sie den Wein jeweils vor dem Genuß durch ein feines Sieb abseihen.

Dieses Elixier ist übrigens auch gebrauchsfertig im Fachhandel erhältlich.

Weitere Tips

Bei Asthma und Lungenproblemen empfiehlt Hildegard den regelmäßigen Gebrauch von Butter. Außerdem sollten Asthmakranke täglich ein Glas Ziegenmilch trinken.

Ferner sollten Alantwurzeln, Lavendel, Liebstöckel und Wacholder regelmäßig in den Speiseplan miteinbezogen werden. Ebenso günstig ist auch das Verdampfen von ätherischem Lavendel- oder Wacholderöl.

Augenprobleme, Sehschwäche

Rezept I

„ Nimm zu gleichen Teilen Weinessig und Honig und füge Polei hinzu. Trinkst du dies vor dem Mahle, so macht es die Augen klar (...)"

Zutaten:
2 Teelöffel pulverisierte Poleiminze
1 Schnapsglas voll Weinessig
1 Schnapsglas voll dünnflüssigen Bienenhonig

Vermischen Sie alle Zutaten in einer Schüssel und nehmen Sie vor den Hauptmahlzeiten jeweils einen Teelöffel voll davon ein.

Rezept II

„(...) und wenn jemand getrübte Augen hat, so beträufele er sie mit den Tropfen der Weinrebe (...) Wer dies oft tut, dessen Augen werden wieder klar (...)"

Zutaten:
Einige Tropfen Rebstockwasser

Um Rebstockwasser zu erhalten, schneiden Sie am frühen Morgen einige Rebschoße mit einem scharfen Messer an und fangen die Tropfen in einem kleinen Glasfläschchen auf. Auch in den folgenden Stunden können Sie weitere Tropfen gewinnen. Es genügt, wenige Tropfen dieser Flüssigkeit auf die Augen zu träufeln, was am besten mittels einer Pipette geschieht.

Machen Sie sich Augenkompressen mit mildem Veilchenwasser. Legen Sie die Veilchen dazu kurz in frisches Wasser ein, entfernen Sie sie nach einiger Zeit und benützen Sie dieses Wasser für Kompressen.

Bluthochdruck

Rezept I

„Wenn schlechte Säfte den Menschen umnebeln und seinen Kopf brummen lassen, so daß seine Ohren wie Wasserfälle rauschen, so soll er Gundelrebe in Wasser kochen lassen und das Kraut nach dem Abpressen des Wassers noch warm auf den Kopf legen. Auf diese Weise werden das Brummen und die Hitze im Kopf gelöst und die Ohren werden wieder frei (...)“

Zutaten:
1–2 Eßlöffel Gundelrebenkraut
1 Liter Wasser

Geben Sie die Gundelrebe zusammen mit einem Liter warmen Leitungswassers in einen Topf und bringen Sie das Ganze unter langsam steigender Hitze zum Kochen. Sobald das Wasser kocht, darf das Kraut jedoch nur noch ein bis zwei Minuten im Wasser bleiben. Gießen Sie das Wasser durch ein feines Sieb ab, binden Sie das erhitzte Gundelrebenkraut in ein Leinentuch und legen Sie dieses auf die Stirn und bis über die Ohren.

Lassen Sie die Heilkraft des Krautes mindestens 15 Minuten einwirken. Wenn nötig, wiederholen Sie diese Anwendung am nächsten Tag noch einmal.

„Und wenn jemand unter Kopfschmerzen leidet, so daß er ein Brummen im Kopf spürt und er meint, taub zu werden, so esse er oft Nelken, so werden das Brummen und die Taubheit verschwinden (…)"

Zutaten:
Einige Gewürznelken

Kauen Sie dreimal täglich jeweils ein bis zwei Gewürznelken. Speicheln Sie sie gründlich ein, und kauen Sie mindestens 30mal, bevor Sie die Nelken hinunterschlucken.

Weitere Tips

Bei Bluthochdruck sollten Sie möglichst großzügig mit Gewürznelken umgehen. Versuchen Sie auch einmal, ätherisches Nelkenöl mittels Duftlampe im Wohn- und Schlafbereich verdampfen zu lassen. Darüber hinaus empfiehlt Hildegard bei Bluthochdruck die Verwendung von Diptamwurzel und -kraut (Spechtwurzelpulver).

Noch ein Wort zum Salz: Gehen Sie möglichst sparsam damit um und denken Sie an Hildegards Ratschlag: *„Man salze nicht mehr und nicht minder als gerade soviel, daß das Salz den Eigengeschmack der Speisen nicht übertrifft und man also das Salz nie herausschmeckt (…)"*

Durchfall

Rezept

Gegen Durchfall hat die Heilige Hildegard uns leider nur ein einziges Rezept hinterlassen, und es ist noch dazu nur unter großen Schwierigkeiten herzustellen, wie wir aus Hildegards Anleitung entnehmen können.

„Wer unter Durchfall leidet, der nehme Eigelb, nachdem das Eiweiß entfernt wurde, und schlage es in einer Schüssel. Ist dies vollbracht, so füge er ein Pulver aus Mutterkümmel und einer kleinen Menge geriebenen Pfeffers hinzu, füge diese Mischung in die Eischalen zurück und röste es über dem Feuer. Davon esse der Patient, nachdem er etwas Nahrung zu sich genommen hat (...)"

Zutaten:
1 Ei
2 Messerspitzen Pulver aus Mutterkümmel
Etwas Pfeffer

Trennen Sie das Eigelb vom Eiweiß, geben Sie es in eine Schüssel und verrühren Sie es zusammen mit dem Pfeffer und dem Mutterkümmel mit Hilfe eines Schneebesens. Statt das Ganze nun in die Eierschalen zurückzufüllen und über dem Feuer zu rösten, ist es sehr viel praktikabler, das geschlagene Eigelb mit den anderen Zutaten unter ständigem Rühren in einer kleinen Pfanne zu erhitzen. Essen Sie diese „Rühreimischung" nach dem Mittag- und Abendessen. Wenn der Durchfall nicht verschwindet, wiederholen Sie dies an den ein bis zwei darauffolgenden Tagen.

Weitere Tips

Wenn Sie zu Durchfall neigen, sollten Sie so oft wie möglich Dinkel essen, da dieses Getreide die Verdauung in hohem Maße stabilisiert. Bei chronischem Durchfall empfiehlt Dr. Hertzka eine Diät mit Dinkel-Mehlsuppe, mit der Sie es auf jeden Fall einmal versuchen sollten.

Würzen Sie Ihre Speisen regelmäßig mit Salbei – auch das hilft, den Darm zu stärken und Durchfall vorzubeugen.

Hautprobleme, Ekzeme, Neurodermitis

Rezept I

Dieses und das nächste Rezept eignen sich insbesondere für die Behandlung aller Arten von Ekzemen.

„Wer aufgrund unsauberer und ekelhafter Speisen und Getränke (...) an der Haut aussätzig geworden ist, (...) salbe sich damit ein; so wird er wieder geheilt (...)"

Zutaten:
1 Eßlöffel Pflanzenpreßsaft aus Schöllkraut
2 Eßlöffel Schweinefett oder -schmalz

Geben Sie das Schweinefett in einen Mörser und fügen Sie den Schöllkrautsaft hinzu. Vermischen Sie alles gründlich miteinander, geben Sie es sodann in eine Pfanne, erhitzen Sie das Ganze kurz und lassen Sie es dann wieder abkühlen, wobei Sie regelmäßig umrühren sollten.
    Reiben Sie die betroffenen Hautpartien einige Male täglich mit dieser Salbe ein und setzen Sie die Behandlung über einen Zeitraum von mindestens einer Woche fort.

Rezept II

„Wer ein Hautleiden hat, das aufschießt und quälendes Jucken verursacht, (...) der nehme Bohnenmehl und etwas Pulver aus Fenchelsamen und vermische es mit Wasser und ganz wenig Mehl (...) Aus diesem Gemisch mache er einen Fladen, sei es am Feuer oder an der Sonne, und er lege diesen auf die Haut, auf daß die Krankheit schwindet (...)"

Zutaten:
2 Eßlöffel Bohnenmehl
6 – 7 Eßlöffel Wasser

1 Teelöffel Fenchelsamen, pulverisiert
1 Teelöffel Weizenmehl

Fertigen Sie aus den Zutaten einen festen Teigfladen, indem Sie das Bohnenmehl, das Weizenmehl, das Fenchelsamenpulver und das Wasser unter festem Kneten miteinander vermischen. Legen Sie den Fladen dann bei niedriger Hitze für einige Minuten in den vorgeheizten Ofen. Der Fladen darf nicht heiß werden, es genügt, wenn er warm wird. Legen Sie diesen warmen Fladen auf die betroffenen Hautflächen. Sobald er ausgetrocknet ist, muß er entfernt werden.

Wenn Sie genügend Zeit haben, sollten Sie diese Behandlung dreimal täglich durchführen. In vielen Fällen reicht aber auch eine Anwendung einmal pro Tag aus. Jedoch sollten Sie die Behandlung mindestens zehn Tage lang durchführen, um dauerhafte Erfolge zu erzielen.

Rezept III

Das folgende Rezept ist speziell für trockene Haut geeignet, die oft besonders empfindlich ist und zu lästigen Hautproblemen führt.

„Wer aber im Gesicht eine trockene, rauhe Haut hat, die sich leicht schuppt, der koche Gerste in Wasser und wasche sich mit dem Wasser, daß er durch ein Tuch abgeseiht hat, sanft die Haut (…) So wird sie milde und geschmeidig und erhält eine gesunde Farbe (…)"

Zutaten:
250 Gramm Gerstenkörner
1 Liter Wasser

Bringen Sie das Wasser zum Kochen, fügen Sie die Gerstenkörner hinzu und lassen Sie die Gerste etwa 20 Minuten lang leise köcheln. Schütten Sie das Wasser danach durch ein feines Sieb oder – noch besser – durch ein Tuch ab, lassen Sie es abkühlen, und waschen Sie sich mit diesem Wasser das Gesicht oder andere trockene Hautpartien.

Nehmen Sie sich dieses Ritual zweimal täglich vor, und zwar morgens nach dem Aufstehen und abends vor dem Schlafengehen.

Rezept IV

Dieses Mittel eignet sich insbesondere zur Behandlung von Akne, ist aber auch bei anderen Formen von Hautausschlägen zu empfehlen.

„Ein Mensch, dessen Fleisch erkrankt ist, so daß es wie die Krätze aufschießt, der esse oft Quendel zusammen mit Fleisch oder als Mus gekocht. So wird seine Haut innerlich gereinigt und wieder geheilt sein."

Zutaten:
Frisches oder (notfalls) getrocknetes Quendelkrautpulver

Kochen Sie das Kraut zusammen mit Gemüse- und Fleischgerichten, und zwar möglichst regelmäßig. Sie können das Quendelkraut aber auch im Dampfdruckkochtopf dünsten, es zu Mus verarbeiten und den Speisen zugeben.

Eine weitere, von Hildegard empfohlene Methode besteht darin, Quendelkraut mit der doppelten Menge frischen Fettes zu vermischen. Dazu eignet sich tierisches Fett wie beispielsweise Rinderfett, aber auch Butter. Diese Mixtur wird dann einmal täglich auf die betroffenen Hautstellen aufgetragen.

Weitere Tips

Für alle Hautprobleme gilt: Verzichten Sie unbedingt auf Lauch, Erdbeeren und Schweinefleisch, da diese Nahrungsmittel Ihr Hautleiden noch verschlimmern würden. Ebenso sollten Sie es prinzipiell vermeiden, große Mengen an Nahrung aufzunehmen.

Um die Heilung von Hauterkrankungen zu unterstützen, rät Hildegard, Veilchen, Schöllkraut, Rosen (Rosenöl), Bohnen und den Saft aus Lakritze zu verwenden.

Innerhalb der Behandlung mit Edelsteinen sind der Amethyst ebenso wie der Bergkristall zu empfehlen.

Fieber

Rezept I

„Wer aber an Fieber leidet, der zerstoße Akelei, presse den Saft durch ein Tuch und füge Wein hinzu. Das trinke er oft, und er wird bald geheilt sein (…)"

Zutaten:
4 Teelöffel frisch gepreßten oder gekauften Akeleipreßsaft
1 Liter Rotwein

Vermischen Sie den Rotwein mit dem Akeleisaft und füllen Sie das Ganze in ein luftdicht verschließbares Gefäß. Nehmen Sie nach den Hauptmahlzeiten jeweils einen Eßlöffel davon ein, wobei Sie den Akelei-Wein vor dem Genuß stets gut schütteln sollten.

Rezept II

„Wenn jemand an irgendeiner Art von Fieber leidet, so nehme er Meisterwurz und zerstoße sie und gieße einen zur Hälfte gefüllten Becher Wein darüber (…) und lasse dies über Nacht ziehen (…) Am nächsten Morgen gebe er nochmals Wein dazu und trinke ihn auf nüchternen Magen. Dies wiederhole er drei oder fünf Tage lang, so wird er geheilt (…)"

Zutaten:
4 Teelöffel Meisterwurz
1/4 Liter Wein

Zerstoßen Sie die Meisterwurzwurzeln in einem Mörser und gießen Sie die Hälfte des Weines darüber. Lassen Sie das Ganze über Nacht ziehen und fügen Sie den restlichen Wein am nächsten Morgen hinzu. Trinken Sie diesen Wein auf nüchternen Magen – am besten jedoch erst vor dem Mittagessen.

Bereiten Sie das Rezept am nächsten Tag frisch zu und setzen Sie die Behandlung über drei bis fünf Tage fort.

Weitere Tips

Als weitere Heilmittel gegen Fieber nennt Hildegard Himbeerblätter (gekocht und abgeseiht, nur das Wasser verwenden), Zitrone, Petersilie, geröstete Kichererbsen und in Wein, Essig und Honig marinierten Karpfen. Der Genuß von Aal ist indessen strikt zu meiden!

Innerhalb der Edelsteintherapie wird besonders der Chrysolith hervorgehoben.

Frauenleiden, Menstruationsstörungen

Rezept I

„Wenn eine Frau an unregelmäßigem und starkem Monatsfluß leidet, so lege sie Betonienkraut in Wein, bis dieser nach Betonie schmeckt. Diesen Wein trinke sie oft, und so wird sie geheilt (…)"

Zutaten:
3 Eßlöffel Betonienkraut
0,7 Liter Wein, am besten Rotwein

Mischen Sie den Wein mit dem Betonienkraut, geben Sie das Ganze in eine luftdicht verschließbare Flasche, lassen Sie es etwa drei Tage lang ziehen und seihen Sie anschließend ab.

Nehmen Sie mindestens dreimal täglich jeweils einen Eßlöffel von dieser Mischung ein.

Rezept II

„Wenn eine Frau unter Blutfluß leidet, so nehme sie zwei Eidotter und die gleiche Menge Mutterkrautsaft und etwas mehr Essig, füge etwas Zimtpulver und etwas weniger Zittwerpulver hinzu (…) Dieses schlürfe sie mäßig warm vor und nach der Mahlzeit und sie wird geheilt werden (…)"

Zutaten:
2 Eigelb
2 Eßlöffel Frischsaft aus Mutterkraut
3 Eßlöffel Weinessig
1 Messerspitze Zimt
1 Messerspitze Zittwerpulver

Schlagen Sie die beiden Eigelb in einer Schüssel schaumig, geben Sie die weiteren Zutaten hinzu und verrühren Sie das Ganze, wenn nötig mit ein wenig Wasser, zu einer dickflüssigen Soße. Erwärmen Sie diese in einem Topf. Bevor sie zu kochen beginnt, nehmen Sie die Soße vom Herd und essen sie warm, jedoch nicht heiß – eine Hälfte vor dem Mittagessen, die andere danach.

Weitere Tips

Bei Menstruationsstörungen und prämenstruellen Beschwerden empfiehlt Hildegard, Liebstöckelsaft einzunehmen, und zwar bereits einige Tage, bevor die nächste Regel zu erwarten ist.

Darüber hinaus helfen auch Preiselbeeren, Schafgarbe, Nelken, Honig, Diptram, Anis, Kamille, Königskerze und Chrysanthemen.

Gicht

Rezept I

„Die Bachbunge gibt wärmende Kraft, und wer sie zu einem Mus kocht und Fett hinzugibt und dies oft ißt, der erleichtert seinen Bauch (...) und auch die Gicht verschwindet, wenn man sie ißt (...)"

Zutaten:
Eine kleine Menge möglichst frischen Bachbungenkrauts

Dünsten Sie das Bachbungenkraut mit etwas Butter in wenig Wasser, bis es gar ist und pürieren Sie es anschließend zu einem Mus. Essen Sie das Mus einmal täglich, und zwar über einen Zeitraum von mindestens einer Woche.

Rezept II

„(...) und wer die Schlehenfrüchte oft ißt und sie mit Honig süßt, bei dem wird die Gicht alsbald verschwinden (...)"

Zutaten:
Möglichst reife Schlehenfrüchte
Bienenhonig

Entkernen Sie die Schlehenfrüchte, vermischen Sie sie mit dem Honig, und essen Sie diesen angereicherten Honig jeden Morgen als Brotaufstrich.

Weitere Tips

Gegen die Gicht nennt Hildegard noch einige weitere Heilmittel. Insbesondere sei das Eschenblätterrezept, das Sie als Rezept II unter „Arthrosen und Arthritis" finden, empfohlen. Darüber hinaus werden Quitten, Sellerie, Edelkastanien, Ahornstab, Baldrian, Gewürznelken, Petersilie, Tausendgüldenkraut und Zimt genannt.

Da heute nicht mehr eindeutig gesagt werden kann, ob und in welchen Fällen Hildegard mit dem Ausdruck „Gicht" eher Rheuma gemeint haben dürfte, sollten Sie zudem die Rezepte, die unter „Rheuma" aufgeführt sind, beachten.

Innerhalb der Edelsteintherapie sind bei Gicht besonders Jaspis, Saphir und Chrysopras angezeigt.

Grippe, Erkältungen, Husten, Schnupfen

Rezept I

Das folgende Rezept eignet sich hervorragend gegen Schnupfen und eine verstopfte Nase.

„Weihrauch ist eher wärmend als kühlend, sein Duft... macht die Augen klar und befreit das Gehirn (...)"

Zutaten:
Einige Körner weißen Weihrauchs

Verräuchern Sie den Weihrauch auf heißer Kohle und atmen Sie den aufsteigenden Rauch dabei sanft durch die Nase ein. Vertiefen Sie währenddessen die Atmung, so daß Sie etwas länger ein- und ausatmen, als Sie es normalerweise tun.

Rezept II

Bei Grippe, die mit Verschleimung und Nebenhöhlenentzündung einhergeht, wirkt das folgende Rezept besonders heilend.

„Wer aber immerzu Schleim auswirft, der lege Akelei in Honig ein und esse diesen Honig oft. Auf diese Weise wird er gereinigt werden, und der Schleim wird schwinden (…)"

Zutaten:
2 Eßlöffel frische Akeleiblätter, kleingeschnitten
250 Gramm Bienenhonig

Zerkleinern Sie die frischen Akeleiblätter möglichst fein und vermischen Sie sie unter ständigem Rühren mit dem Honig (mit dünnflüssigem Honig fällt dies natürlich viel leichter).

Essen Sie diesen Honig möglichst regelmäßig, beispielsweise als Brotbelag oder auch als Süßmittel für Tee, Süßspeisen usw.

Die folgenden zwei Rezepte sind besonders bei Husten und Bronchitis zu empfehlen.

Rezept III

„Man nehme Andorn, Fenchel und Dill zu je einem Drittel und koche das in Wein. Man seihe es ab und trinke es, und so wird man von Husten geheilt (…)"

Zutaten:
Andornsaft (als fertiges Elixier erhältlich)
1 Eßlöffel Dill
1 Eßlöffel Fenchel
1 Liter Wein

Vermischen Sie den Andornsaft mit den restlichen Zutaten und rühren Sie sie in den kochenden Wein ein. Lassen Sie das Ganze noch einige Minuten leise köcheln, seihen Sie dann ab und trinken Sie dreimal täglich ein Likörglas voll *warmer* Flüssigkeit.

Rezept IV

Die hier beschriebene Mixtur dient zur äußerlichen Anwendung bei Husten und Grippe.

„Vermische Wermutsaft und Olivenöl (…) Diese Mischung bewahre man an der Sonne auf, damit sie warm wird (…) Wer an der Brust leidet und husten muß, der salbe sich damit die Brust (…)"

Zutaten:
3 Eßlöffel Preßsaft aus Wermut (als fertiges Mittel erhältlich)
6 Eßlöffel Olivenöl, kaltgepreßt

Vermischen Sie den Wermutsaft gründlich mit dem Olivenöl, füllen Sie das Ganze in ein Glas und stellen Sie es an die Sonne, damit es sich erwärmen kann. Reiben Sie sich mit dieser Mischung einige Male täglich die Brust ein.

Weitere Tips

Bei Erkältungen, grippalen Infekten, Grippe und Husten sollten wir immer versuchen, unsere Immunabwehrkräfte zu aktivieren. Dazu ist es wieder von Bedeutung, daß wir uns bewußt ernähren. Sollten Sie unter Fieber leiden, so berücksichtigen Sie bitte auch die Rezepte, die dazu aufgeführt sind.

Für die Behandlung von Erkältungskrankheiten gibt uns Hildegard eine Reihe von Heilmitteln an die Hand. Die wichtigsten sind dabei Rainfarn, Bertram, Wermut, Fenchel, Dill, Andorn, Edelpelargonie, Brombeere und Schafgarbe. Aber auch Jaspis- und Chalcedonsteine sind für die Behandlung von Erkältungskrankheiten empfehlenswert.

Halsschmerzen, Heiserkeit, Mandelentzündung

Rezept I

„Wer aber eine heisere Stimme hat, (...) der nehme Königskerze und Fenchel zu gleichen Teilen und koche es in Wein. Dann seihe er es ab und trinke es regelmäßig; auf diese Weise wird seine Stimme zurückkehren (...)"

Zutaten:
2 Eßlöffel Fenchelkraut
2 Eßlöffel Königskerzenblüten
1 Liter Wein

Bringen Sie den Wein zum Kochen. Geben Sie dann die Kräuter hinein und lassen Sie das Ganze zehn Minuten lang leise köcheln. Anschließend gießen Sie den Wein durch ein Tuch oder durch ein feines Sieb. Bewahren Sie den Wein in einer luftdicht verschließbaren Flasche auf und trinken Sie dreimal täglich ein Likörglas voll nach dem Essen.

Rezept II

„Und wer einen schwachen Rachen hat, der koche Andorn in Wasser, gieße das Wasser durch ein Tuch und füge die doppelte Menge guten Weines hinzu. Dies erhitze er nochmals und füge noch viel Schmalz hinzu. Trinkt er dies regelmäßig, so wird sein Rachen geheilt (...)"

Zutaten:
3 Eßlöffel Andornkraut
1/2 Liter Wasser
1 Liter Wein
3 Eßlöffel Schmalz

Bringen Sie das Wasser zum Kochen, fügen Sie das Andornkraut hinzu und lassen Sie das Ganze zehn Minuten lang köcheln. Gießen Sie das

Wasser durch ein feines Sieb in einen Topf, geben Sie den Wein und das Schmalz dazu und erhitzen Sie alles nochmals, doch nehmen Sie es vom Herd, bevor es kocht.

Schlucken Sie dreimal täglich zwei Eßlöffel voll von diesem Heilmittel.

Weitere Tips

Beachten Sie bitte auch die Rezepte, die unter „Grippe, Erkältungen, Husten, Schnupfen" aufgeführt sind, da Halsschmerzen und Heiserkeit oft mit Erkältungen zusammenhängen.

Herzerkrankungen

Rezept I

„(...) und nimmst du dieses Getränk zu dir und trinkst es nach dem Essen sowie auch auf nüchternen Magen, so heilt es den Schmerz des Herzens (...)"

Zutaten:
1 Teelöffel Süßholz, pulverisiert
5 Teelöffel Fenchel
1/2 Teelöffel Zucker
100 Gramm Bienenhonig
1/2 Liter kochendes Wasser

Gießen Sie das kochende Wasser über die restlichen Zutaten und vermischen Sie alles gut miteinander. Füllen Sie dieses Getränk in eine luftdicht verschließbare Glasflasche. Nehmen Sie davon dreimal täglich jeweils einen Eßlöffel voll vor den Hauptmahlzeiten und einen Eßlöffel voll vor dem Schlafengehen ein, wobei Sie das Mittel vor Gebrauch jedesmal kräftig schütteln sollten.

Rezept II

„Wenn es (das Habichtskraut) gegessen wird, wird das Herz stark, und die üblen Säfte verschwinden (...)"

Zutaten:
2 Eßlöffel Habichtskrautpulver
2 Teelöffel Diptampulver

Mischen Sie das Habichtskraut- mit dem Diptampulver und verwenden Sie die Mischung möglichst häufig als Würzmittel.

Weitere Tips

Gegen Herzleiden nennt Hildegard noch ein weiteres, höchst einfaches Mittel: die Edelkastanie (Maroni). Sie empfiehlt, täglich einige gekochte und geschälte Maroni zu essen.

Ein hervorragendes, herzkräftigendes Gewürz ist Galgant. Ferner werden noch Königskerze, Petersilie, Wermut, Mutterkümmel, Pfeffer, Pfefferkraut, Bockshornklee, Mariendistel und Gelber Enzian erwähnt. In der Edelsteintherapie ist der Chrysolith bei Herzproblemen zu empfehlen.

Krebs

Es ist sehr wahrscheinlich, daß Hildegard – zu deren Lebzeiten es den Ausdruck „Krebs" nicht gab – immer dann, wenn sie von den „kleinen Würmchen oder Krebsen, die das Fleisch des Menschen zerfressen", spricht, auch wirklich die Krankheit Krebs gemeint hat, die wir heute kennen. Ebenso spricht sie in diesem Zusammenhang von dem „Vichtleiden", und wir dürfen heute davon ausgehen, daß damit die Präkanzerose, also das Vorstadium einer Krebserkrankung gemeint ist.

Rezept I

„(...) wenn aber Krebse, das sind die winzig kleinen Würmchen, das Fleisch im Menschen zerfressen, so sollen warme Stücke aus Roggenbrot darauf gelegt werden; dies soll man oft wiederholen, so werden die Krebse durch diese Art der Wärme vernichtet werden (...)"

Zutaten:
Einige dicke Scheiben Roggenbrot

Schneiden Sie von einigen dicken Roggenbrotscheiben die Rinden ab, erwärmen Sie die Scheiben im Dampfdruckkochtopf und legen Sie sie direkt so warm auf die Haut, daß Sie es gerade noch aushalten.

Wiederholen Sie diese Anwendung dreimal täglich über einen Zeitraum von einigen Wochen.

Rezept II

„(...) und dies ist das beste Mittel und wertvoller als Gold, (...) auch verzehrt es alle üblen Säfte im Menschen und reinigt ihn von innen heraus, ganz so, wie ein Gefäß von Schmutz befreit wird (...)"

Zutaten:
8 große reife Birnen, geschält und geviertelt
250 Gramm dünnflüssigen Bienenhonig, kaltgeschleudert
2 gehäufte Teelöffel Bärwurzpulver
2 Teelöffel Galgantpulver
1 Teelöffel Süßholz, pulverisiert
1/2 Teelöffel Pfefferkraut

Dämpfen Sie die Birnen im Druckkochtopf, bis sie gar sind. Währenddessen erwärmen Sie den Honig im Wasserbad und rühren die weiteren Zutaten ein, der Honig sollte jedoch nicht zu warm werden. Pürieren Sie anschließend die Birnen und vermischen Sie sie mit dem Kräuterhonig. Füllen Sie das Ganze in ein oder mehrere verschließbare Gläser und nehmen Sie dreimal täglich – und zwar vor dem Frühstück, nach dem Mittagessen und vor dem Schlafengehen – jeweils einen Teelöffel voll davon ein.

Eine Kuranwendung, die eine gründliche innere Reinigung zur Folge hat – was für die Heilung von Krebs äußerst wichtig ist –, sollte mindestens vier Wochen andauern.

Weitere Tips

Was so schwere Krankheiten wie Krebs betrifft, betonen wir an dieser Stelle noch einmal ausdrücklich, daß die Hildegard-Medizin *keine* schulmedizinische, fachärztliche Behandlung ersetzen kann! Sie unterstützt diese aber und hilft, die Gesamtverfassung zu stabilisieren und die Abwehr- und Selbstheilungskräfte zu aktivieren. Dies bewerkstelligt man vor allem durch den Einsatz von Dinkel, der keinesfalls auf dem täglichen Speiseplan fehlen darf.

Wer hier betroffen ist, sollte sich außerdem besonders das Kapitel über die Heilung der Seele zu Gemüte führen, wo er wahrscheinlich die ein oder andere Anregung finden wird, um wieder zu seinem körperlich-seelischen Gleichgewicht zurückzufinden.

Innerhalb der Edelsteintherapie wollen wir besonders den Amethyst, aber auch den Smaragd hervorheben. Hier ist ebenfalls unbedingt auf den Genuß von krankmachenden Nahrungsmitteln wie Erdbeeren oder Lauch zu verzichten. Siehe dazu auch das Kapitel zum Thema „Hildegard-Ernährung".

Kreislaufschwäche und niedriger Blutdruck

Rezept I

„Wenn das Gehirn schwach ist und sich leer anfühlt und jegliche Kraft fehlt, so pulverisiere Quendel (Thymian) und mische zu diesem Pulver

Mehl und Wasser. Backe daraus Küchlein, esse sie oft und dein Zustand bessert sich (...)"

Zutaten:
1 Teelöffel Thymian, frisch oder getrocknet
2 gehäufte Eßlöffel Weizenmehl
ca. 1/2 Tasse Wasser

Vermischen Sie den Thymian und das Mehl und geben Sie gerade soviel Wasser hinzu, daß Sie einen festen Teig erhalten. Füllen Sie diesen in kleine Förmchen und backen Sie im vorgeheizten Ofen bei mittlerer Hitze Küchlein daraus, die Sie möglichst warm zu sich nehmen sollten. Essen Sie solche Küchlein über einen Zeitraum von mindestens zehn Tagen.

Rezept II

„(...) durch dieses Pulver bleibt der gesunde Mensch ganz gesund, der Kranke aber wird gestärkt, denn es hilft dem Menschen bei der Verdauung, verleiht ihm Kraft und gibt ihm eine gesunde Farbe im Gesicht. So nützt es dem Kranken wie dem Gesunden, wenn es nach den Speisen gegessen wird (...)"

Zutaten:
1 Teelöffel Habichtskraut
2 Teelöffel Diptamkraut
4 Teelöffel Galgantwurzel, fein gerieben
8 Teelöffel Fenchelsamen

Füllen Sie alle Zutaten in einen Mörser, zerstoßen Sie sie und geben Sie sie durch ein feines Sieb. Bewahren Sie das Pulver in einem luftdicht verschließbaren Glasfläschchen auf. Nehmen Sie zweimal täglich, vorzugsweise nach dem Mittag- und Abendessen, jeweils eine Messerspitze voll davon in warmem Wein ein.

Für Kreislaufschwäche, damit verbundener Antriebslosigkeit und bei niedrigem Blutdruck empfiehlt Hildegard, regelmäßig folgende Gewürze und Kräuter in der Küche zu verwenden: Galgantpulver, Melisse, Lorbeer, Bohnenkraut, Quendelkraut, Lattich und Holunder. Besorgen Sie sich außerdem einen guten Wermutsaft und nehmen Sie ihn innerhalb einer zweiwöchigen Kur zwei- bis dreimal täglich ein.

Wenn Sie unter niedrigem Blutdruck leiden, sollten Sie außerdem öfter einmal etwas Schaffleisch essen und auf den Genuß von Erbsen gänzlich verzichten.

Kopfschmerzen, Migräne

Rezept I

„Wenn jemand Schmerzen im Kopf hat, so zerstoße er die Beeren mit etwas Wein im Mörser und salbe sich mit diesem Wein Scheitel, Stirn und Schläfen ein (…), und wenn die Schmerzen noch so stark gewesen sind, so werden sie doch weichen (…)"

Zutaten:
1 Eßlöffel Lorbeeren
2 bis 3 Eßlöffel Wein

Zerstoßen Sie die Beeren in einem Mörser und gießen Sie währenddessen immer wieder etwas Wein hinzu, bis Sie eine klümpchenfreie Paste erhalten.

Bestreichen Sie Ihre Schläfen und Ihre Stirn damit, binden Sie ein warmes Tuch darüber und legen Sie sich für mindestens 30 Minuten ins Bett. Falls nötig, können Sie diese Anwendung zweimal an einem Tag wiederholen.

„Und wer an der Migräne leidet, der nehme frische Sprossen, also die Knospen der Blüten. Die lege er ein in Olivenöl und wärme dies an der Sonne, und er salbe sich den Kopf damit ein, bevor er zu Bett geht. So wird sein Kopf bald geheilt sein (...)"

Zutaten:
6 Eßlöffel frische Apfelblütenknospen
1/4 Liter Olivenöl, kaltgepreßt

Geben Sie die Apfelblüten in ein verschließbares Glas und übergießen Sie sie mit dem Olivenöl. Stellen Sie das geschlossene Glas auf die Fensterbank, so daß es von der Sonne gewärmt wird und lassen Sie das Ganze mindestens eine Woche lang ziehen, wobei Sie es regelmäßig schütteln sollten.

Gießen Sie das Öl dann durch ein feines Sieb ab und bewahren Sie es luftdicht und lichtgeschützt auf. Reiben Sie sich Ihre Schläfen und Stirn je nach Bedarf mit diesem Apfelknospenöl ein.

Dr. Hertzka empfiehlt, über einige Wochen täglich zwei Teelöffel voll von diesem Heilmittel einzunehmen. Auch diese Anwendung verspricht gute Heilerfolge, ist aber sicher nicht jedermanns Sache, da in der Sonne gewärmtes Apfelknospen-Olivenöl offengestanden nicht gerade zu den kulinarischen Genüssen zu rechnen ist.

Weitere Tips

Besonders heilend bei allen Arten von Kopfschmerzen wirkt der Rubin. Bei Hildegard lesen wir dazu: *„Wenn jemand an Kopfschmerzen leidet, so lege er den Rubin für weniger als eine Stunde auf seinen Scheitel (...), so wird er geheilt werden (...)"*

Weiterhin empfiehlt sie bei Kopfschmerzen Salbei, Veilchensaft, Andorn, Wermut, Melisse, Gewürznelke, Malve, eine Salbe aus Tannenspitzen und Tannenrinde, gekochte Maroni und rohe Mandelkerne. Ebenso hat sich auch eine Pulvermischung aus drei Teilen Habichtskraut und einem Teil Zimt bewährt, die man zu jeder Mahlzeit reichen sollte.

Ferner wird auch Rebstockwasser genannt. Das Rezept dazu finden Sie unter der Überschrift „Ohrenschmerzen, Ohrensausen" (Rezept I).

Magenschmerzen, Magenerkrankungen

Rezept I

„*Die Frucht dieses Baumes (...) reinigt einen schwachen Magen ebenso wie einen gesunden, gibt ihm Kraft und macht den Menschen gesund (...)*"

Zutaten:
Etwa 2 bis 3 Eßlöffel Fruchtfleisch der Kornelkirsche

Schälen und entkernen Sie eine ausreichende Menge Kornelkirschen und verarbeiten Sie das Fruchtfleisch zu einem feinen Mus. Nehmen Sie zweimal täglich jeweils einen Teelöffel voll zu den Mahlzeiten ein.

Rezept II

„*Wer aufgrund verschiedener schwerer Speisen ein Drücken im Magen verspürt, der nehme etwas Suppe, die ohne andere Kräuter oder Gemüse zubereitet wurde und gebe Rainfarn hinzu, koche sie nochmals auf und esse diese oft. Dies erleichtert seinen Magen, macht ihn frei und bereitet eine gute Verdauung (...)*"

Zutaten:
Frische oder notfalls getrocknete Rainfarnblätter beziehungsweise Rainfarnpulver

Kochen Sie sich eine Fleischbouillon, lassen Sie sie etwas abkühlen, geben Sie zwei Teelöffel möglichst frische, zerkleinerte Rainfarnblätter oder einen Teelöffel Rainfarnpulver dazu und bringen Sie das Ganze nochmals kurz zum Kochen.

Essen Sie diese Suppe einmal täglich, am besten mit einer Scheibe Vollkornbrot, das natürlich optimalerweise aus Dinkel hergestellt sein sollte.

Weitere Tips

Zusätzlich zu den oben genannten Rezepten rät Hildegard bei verdorbenem Magen, Magenschmerzen und Magenschleimhautentzündungen, regelmäßig Beifuß zu verwenden, der jedoch immer gekocht gegessen werden sollte. Außerdem wird der Genuß von Hirsch- und Ziegenfleisch, insbesondere von gebratener Ziegenleber sowie die Anwendung von Hanfsamen zum Würzen empfohlen. Zusätzlich können Magenprobleme auch noch mit Edelsteinen behandelt werden, wozu sich insbesondere der Hyazinth eignet.

Vor Hirsespeisen warnt Hildegard im Zusammenhang mit Magenleiden ausdrücklich.

Ohrenschmerzen, Ohrensausen

Rezept I

„(…) so soll der Mensch ausfließende Tropfen des Rebstocks auffangen und sie mit Olivenöl vermischen. Damit salbe er sich immer ein, wenn er an Ohren- oder Kopfschmerzen leidet, und er wird sich wieder wohl fühlen (…)"

Zutaten:
1 Teelöffel Rebstockwasser
2 Teelöffel Olivenöl, kaltgepreßt

Schneiden Sie einen jungen Rebstock an und fangen Sie die Tropfen dieses Weinstocks in einem kleinen Fläschchen auf. Mischen Sie das Rebstockwasser gründlich mit dem Olivenöl und reiben Sie sich mehrmals täglich das schmerzende Ohr und die Stellen um das Ohr mit dieser Salbe ein.

Rezept II

Für Ohrenschmerzen, besonders aber auch für Ohrensausen und andere Ohrgeräusche empfiehlt Hildegard die Gundelrebe.

„Wenn schlechte Säfte den Kopf plagen (…), so daß die Ohren rauschen und tosen, so koche Gundelrebe in Wasser und lege sie nach dem Ausdrücken auf den Kopf (…)"

Zutaten:
Eine Handvoll Gundelrebenkraut, möglichst frisch
1 Liter Wasser

Kochen Sie das Wasser zusammen mit dem frischen oder notfalls getrockneten Gundelrebenkraut auf, lassen Sie es anschließend noch kurz auf niedriger Hitze köcheln und gießen Sie das Wasser dann durch ein feines Sieb oder ein Tuch ab. Wickeln Sie das warme Gundelrebenkraut in ein Baumwolltuch und legen Sie dieses für etwa zehn bis 15 Minuten auf das Ohr.

Wenn nötig, wiederholen Sie die Anwendung am nächsten Tag noch einmal.

Rheuma

Hildegard spricht nie von Rheuma, sondern immer von Gicht. Wir müssen aber davon ausgehen, daß sie bei zahlreichen Rezepten gegen die

Gicht Mittel gegen rheumatische Erkrankungen gemeint hat. Wir empfehlen daher Rheumakranken, auch die Rezepte unter der Überschrift „Gicht" zu berücksichtigen und umgekehrt.

Rezept I

„Wenn einen aber die Gicht quält, so lege er Rosen in Olivenöl ein. Mit dieser Mischung reibe er sich ein, und so wird er geheilt werden (...)"

Zutaten:
1 Tasse Olivenöl, kaltgepreßt
Einige frische Rosenblätter

Legen Sie die Rosenblätter, die Sie zuvor in einem Mörser ein wenig zerstoßen haben, einen Tag lang in Olivenöl ein. Gießen Sie dieses anschließend durch ein Sieb ab und reiben Sie sich sanft mit diesem Öl ein. Es genügt eine Anwendung pro Tag, jedoch sollten Sie die Behandlung über einige Wochen fortführen.

Rezept II

„(...) und wer an Gicht leidet, der esse diese Frucht oft, sowohl gebraten als auch gekocht; so verschwindet die Gicht, bevor sie seine Nerven zerstört und seine Glieder anschwellen läßt (...)"

Zutaten:
Quitten

Essen Sie möglichst häufig das Fruchtfleisch der Quitte, welches Sie nach Möglichkeit stets durch Kochen oder Braten erwärmen sollten. Quittenmus eignet sich übrigens auch gut als Brotaufstrich.

Gegen Rheuma ist besonders auch Hildegards Wegerichelixier zu empfehlen. Dazu wird Wegerichsaft, also ausgepreßter Saft aus Wegerich, der auch gebrauchsfertig erhältlich ist, mit etwas Wein oder mit Honig gemischt. Dieses Elixier sollte täglich eingenommen werden.

Darüber hinaus werden bei rheumatischen Erkrankungen Sellerie, Eschenblätter, Edelkastanien, Bachbunge, Baldrian, Petersilie und Krauseminze empfohlen.

Als besonders günstige Edelsteine gegen Rheuma sind, ebenso wie bei der Gicht, Jaspis, Saphir und Chrysopras zu nennen.

Rückenschmerzen, Hexenschuß, Ischias

Rezept I

„Wer unter Rückenschmerzen und Schmerzen in der Lende zu leiden hat, der lege Weizenkörner, die in Wasser gekocht wurden, noch warm über die schmerzende Stelle; (...) auf diese Weise wird das Leiden beendet (...)"

Zutaten:
250 Gramm Weizenkörner
1 bis 2 Liter Wasser

Kochen Sie den Weizen zwei Stunden lang bei niedriger Hitze. Gießen Sie dann das Wasser ab und füllen Sie den warmen Weizen in ein Leinentuch, welches Sie als Packung gegen die Schmerzen verwenden.

Lassen Sie diese warme Weizenpackung, die Sie mit einer Wolldecke vor dem Auskühlen schützen, mindestens 30 Minuten, besser aber eine Stunde lang einwirken und wiederholen Sie diese Anwendung bei Bedarf.

Rezept II

„(...) und wer im Rücken oder in den Lenden wegen der üblen Säfte Schmerzen hat, der koche Galgantwurzel in Wein und trinke diesen warmen Wein oft, so werden die Schmerzen verschwinden (...)"

Zutaten:
Ein großes Glas Rotwein
1–2 Teelöffel feingeriebene Galgantwurzel

Bringen Sie den Wein zum Kochen, fügen Sie die Galgantwurzel hinzu und lassen Sie das Ganze nach kurzem Aufkochen noch 15 Minuten lang leise köcheln. Trinken Sie diesen Wein möglichst warm, ohne ihn zuvor abzuseihen. Nach Möglichkeit sollten Sie dieses Getränk dreimal täglich einnehmen und die Behandlung zumindest einige Tage lang fortsetzen.

Weitere Tips

Gegen alle Arten von Rückenschmerzen empfiehlt die Heilige Hildegard außerdem, das Fleisch der Kornelkirsche als Badezusatz zu verwenden. Ferner sollte man in besonders schmerzhaften Phasen der Erkrankung einen Jaspis-Stein auf die schmerzenden Stellen auflegen und sanft andrücken.

Übergewicht, Freßsucht

Rezept I

Dieses Rezept ist sehr unkompliziert und einfach in der Anwendung, jedoch nicht gerade billig, da Sie einen kleinen Rohdiamant benötigen.

„Und wem das Fasten schwerfällt, der lege den Diamant auf seine Zun-
ge, und dies wird den Hunger zum Verschwinden bringen, so daß er
leichter fasten kann (...)"

Legen Sie den Diamant für einige Minuten auf Ihre Zunge und schließen
Sie dann den Mund. Seien Sie vorsichtig und verschlucken Sie ihn nicht –
dies passiert manchmal schneller als man denkt! Wann immer Sie von
Hungergefühlen geplagt werden, nehmen Sie den Diamant für kurze
Zeit in den Mund.

Der Diamant nützt aber nicht nur bei Freßsucht, sondern er ist auch
ein gutes Mittel, um sich von Nikotin-, Alkohol- oder anderen Dro-
gensüchten zu befreien.

Rezept II

„Wer aber vom maßlosen Essen schwer im Magen und füllig geworden
ist, der esse oft Bachminze, und zwar roh oder gekocht zu Fleisch, in
Soßen oder zu Gemüse, und die Verfettung wird weichen (...)"

Zutaten:
Wasserminzekraut

Benützen Sie möglichst häufig frisches Wasserminzekraut und reichen
Sie es zu Fleisch und Gemüsespeisen oder verfeinern Sie Ihre Soßen damit. Verwenden Sie dieses Kraut möglichst täglich sowohl roh, beispielsweise im Salat, als auch gekocht.

Weitere Tips

Wer an Übergewicht leidet, sollte natürlich in erster Linie versuchen,
seine Ernährung umzustellen. Dabei ist wiederum Dinkel als besonders
gutes, verdauungsförderndes Getreide zu erwähnen. Ferner rät Hildegard zur regelmäßigen Verwendung von Ackerminze, Krauseminze,
Brunnenkresse und Rainfarn.

Auch Roggenbrot wird empfohlen: „(...) *es ist gut für alle, die fett geworden sind am Leibe, weil es ihr Fett reduziert, ohne sie zu schwächen (...)*"

Hingegen warnt die Heilige Hildegard im Zusammenhang mit der Fettsucht ausdrücklich vor Butter und Hartkäse und rät dem Übergewichtigen, statt dessen lieber Frischkäse und Quark zu essen.

Untergewicht, Appetitlosigkeit

Rezept I

„*Und wer dem Essen abgeneigt ist, der nehme Salbei, etwas weniger Kerbelkraut sowie eine kleine Menge Knoblauch und zerstampfe sie in Essig zu einer feinen Würze. In diese Würze tauche er sodann die Speisen, die er essen will, und so bekommt er neuen Appetit.*"

Zutaten:
1–2 Eßlöffel Salbeiblätter, möglichst frisch
1/2 Tasse Weinessig
Etwas frisch gepreßten Knoblauch
1 Teelöffel Kerbel

Geben Sie den Knoblauch zusammen mit den Salbeiblättern und dem Kerbelkraut in eine große Tasse, die knapp bis zur Hälfte mit Weinessig gefüllt ist und vermischen Sie das Ganze gründlich mit einem Schneebesen oder im Mixer. Diese Soße reichen Sie einmal täglich zu Getreide- oder Gemüsegerichten.

Rezept II

„*(...) nimm Muskatellersalbei, Poleiminze und Fenchel und koche sie in gutem Wein mit etwas Honig. Seihe dann ab und trinke diesen Wein nach Tisch und vor dem Schlafengehen (...)*"

Zutaten:
1–2 Teelöffel Muskatellersalbei
1 Teelöffel Poleiminze
1 Teelöffel Fenchelsamen
Etwas Honig
1 Glas Rotwein

Fügen Sie den Rotwein und die übrigen Zutaten in einen kleinen Topf, lassen Sie das Ganze kurz aufkochen, seihen Sie dann durch einen Filter ab, lassen Sie das auf diese Weise gewonnene Getränk abkühlen und trinken Sie ein Likörglas voll davon nach dem Mittag- und Abendessen sowie kurz vor dem Schlafengehen.

Weitere Tips

Würzen Sie zusätzlich häufig mit frisch gemahlenem Pfeffer. Außerdem empfiehlt sich die Verwendung von frisch gemahlenem Ingwerpulver. In sehr kleinen Mengen ist auch Meerrettich günstig.

Verstopfung

Gegen Verstopfung, Darmträgheit und eine langsame Verdauung hat Hildegard uns einige einfache Tips und Rezepte hinterlassen.

Rezept I

„Der Beifuß gibt gute Wärme, sein Saft ist sehr nützlich, und wenn man ihn kocht und als Mus ißt, so wärmt er den Magen und heilt die Eingeweide (…)"

Zutaten:
Eine bis zwei Handvoll frische Beifußblätter
Etwas Wasser

Dünsten Sie die Blätter mit dem Wasser in einem Dampfdruckkochtopf. Als Garzeit genügen dabei normalerweise zehn Minuten. Pürieren Sie die gedünsteten Blätter und würzen Sie sie mit einer Prise Salz. Essen Sie diese Speise einmal täglich, und zwar mindestens drei Tage lang.

Rezept II

„Wer einen kalten Magen hat und somit Speisen kaum verdauen kann, der füge seinen Fleisch- und Fischspeisen frische Pfefferminze bei, denn sie wärmt den Magen und stärkt die Verdauung (…)"

Zutaten:
Pfefferminzblätter oder -kraut

Verwenden Sie Pfefferminze möglichst oft frisch. Notfalls können Sie auch auf getrocknete oder tiefgefrorene Pfefferminze zurückgreifen. Würzen Sie nicht nur Fleisch- und Fischspeisen, sondern auch Getreidegerichte mit diesen Blättern beziehungsweise mit Pfefferminzkraut.

Weitere Tips

Wenn Sie unter Verstopfung leiden, sollten Sie Ihre Ernährung unbedingt auf Vollwertkost umstellen, denn eine schlechte Verdauung kann zu zahlreichen Krankheiten führen. Verwenden Sie dabei hauptsächlich Dinkelkörner und Dinkelvollkornprodukte. Außerdem rät Hildegard dazu, Fenchel und Rainfarn zu essen und auf Hühnerfleisch ebenso zu verzichten wie auf Roggen.

Als besonders günstiges Gewürz gegen Verstopfung wird Bertram (Bertramswurz) genannt. Dazu heißt es: *„Bertram läßt im Menschen nichts unverdaut, sondern macht eine gute Verdauung (…) Wenn der Mensch ihn häufig ißt, so schwindet alle Krankheit von ihm und er verhindert, daß er wieder krank wird (…)"*

Wunden, Verletzungen

Rezept I

„Die Schafgarbe (...) hat besonders subtile Heilkräfte für Wunden (...)"

Zutaten:
1 Glas guten Rotwein
3 Eßlöffel frisches Schafgarbenkraut
1/2 Liter Wasser
1 Leinentuch für die Kompresse

Kochen Sie die Schafgarbe im Wasser kurz auf und lassen Sie sie noch einige Minuten köcheln. Gießen Sie das Wasser ab und füllen Sie die erwärmte Schafgarbe in ein Leinentuch. Waschen Sie die Wunde dann zunächst vorsichtig mit dem Wein aus und legen Sie anschließend sogleich die Schafgarbenkompresse darauf. Lassen Sie sie etwa 15 Minuten lang einwirken.

Wiederholen Sie diese Anwendung bei Bedarf. Hildegard empfiehlt, die warme, ausgepreßte Schafgarbe direkt auf die Haut zu legen, sobald die Wunde etwas verheilt ist.

Rezept II

„Wenn einer (...) eine Verwundung am Leibe hat, vermische er ein Drittel Olivenöl mit zwei Dritteln gutem Wein, (...) wärme diesen Ölwein mäßig an, gieße ihn über ein Tuch und lege dieses auf die Wunde (...), bis die Fäulnis verschwindet (...)"

Zutaten:
2 Eßlöffel Olivenöl, kaltgepreßt
6 Eßlöffel Wein
1 Leinentuch

Vermischen Sie das Öl mit dem Wein, und wärmen Sie das Ganze in einem Topf etwas an. Tauchen Sie anschließend ein Leinentuch in die Mischung, legen Sie es auf die Wunde und lassen Sie es mindestens 15 Minuten lang einwirken. Wiederholen Sie dies einige Male am Tag.

Weitere Tips

Abgesehen von den Schafgarbenblättern für die äußere Anwendung (Rezept I), empfiehlt Hildegard für innere Blutergüsse, Quetschungen usw. pulverisierte Schafgarbe, die in warmem Wasser eingenommen wird.

Auch der Frischsaft aus Veilchen, der mit Oliven- und Rosenöl vermischt wird, gilt als gutes Wundmittel. Ferner rät Hildegard zu Sanikelsaft, Schöllkraut und die pulverisierte Rinde von Roggenbrot.

Kapitel 5:
Die Hildegard-Edelsteinmedizin

Die Kraft der Edelsteine

Edelsteine tauchen schon sehr früh in der Menschheitsgeschichte als Heilmittel auf. Sie wurden als Talismane, Amulette und Fetische verwendet und galten als Zaubermittel und Heilquellen. Schon im alten Ägypten – noch vor der Zeit der Pyramiden – wurden viele Edelsteine zu kultischen Zwecken eingesetzt und man glaubte, daß die Götter selbst aus Edelsteinen bestünden. Auch in der Bibel finden sich viele Stellen (beispielsweise Mos. 28, 16 ff. oder die Offenbarung des Johannes 21, 18 ff.), die auf die Kraft der Edelsteine hinweisen. Im frühen Christentum wurden sie als unnötiger Zierrat abgelehnt. Doch die Heilkräfte, die den Edelsteinen innewohnen, wurden weiterhin genutzt.

Im vierten Kapitel von Hildegards Heilkundebuch „physica" werden zahlreiche Beispiele gegeben, wie Edelsteine heilen können. Wenn man sich jedoch mit der Edelstein-Heilkunde der Heiligen Hildegard befaßt, sollte man sich nicht auf die dort angegebenen Heilanzeigen beschränken. Die Edelstein-Symbolik, die sie auch in ihrem theologischen Hauptwerk „sci vias – Wisse die Wege" verwendet, ist nämlich ebenfalls sehr aufschlußreich. So spricht Hildegard in ihrer vierten Vision von der Seele als einem Zelt, dessen Fundament aus Topas besteht. Wenn man nun weiß, daß auch die Bibel (beispielsweise Hiob 28, 19) berichtet, daß der Topas sehr hoch geschätzt wurde und die Eigenschaft haben soll, „verdunkelte Herzen zu heilen", wird man sinnvollerweise nicht nur bei Herzschmerzen im körperlichen Sinne den Topas einsetzen. Dieser psychische Aspekt wurde bisher in der Edelstein-Medizin Hildegards leider größtenteils übersehen.

Um die Wirkung der Edelsteine einschätzen zu können, sollte man sich schon einmal durchlesen, was Hildegard dazu zu sagen hat: *„Die Edelsteine (...) haben Feuer, Wasser, viele Kräfte und Wirkungen, so daß* *sie vieles bewirken können, was gut, ehrenhaft und nützlich ist. Die Natur der Edelsteine sucht Gutes und Nützliches."*

Sie wirken also negativen Kräften entgegen, und zwar beständig. Am ehesten kann man sich die Wirkung vorstellen wie ein Energiefeld, das harmonisch und heilend auf die Lebensenergie des Menschen abstrahlt.

Die Kraft der Edelsteine durchdringt den Leib und befreit ihn von schädlichen Einwirkungen. Das geht allerdings nicht so „hoppla-hopp", sondern es dauert seine Zeit – allerdings wird die Heilung auch tiefergehender und gründlicher sein als mit symptomatisch wirksamen Arzneimitteln. Daraus wird nun vielleicht auch verständlich, weshalb die Edelsteine im Bereich der chronischen und seelisch bedingten Krankheiten am besten wirken. Gerade bei langwierigen Beschwerden, denen mit den Mitteln der Schulmedizin nicht mehr beizukommen ist, kann man die Edelstein-Medizin Hildegards wärmstens empfehlen.

Die praktische Anwendung

Edelsteine wirken vornehmlich „feinstofflich", d.h. sie beeinflussen die Energien im menschlichen Körper. Das bedeutet auch, daß Edelsteine in der Regel nicht eingenommen werden müssen wie Medikamente. Vor Hildegards Zeit war das jedoch durchaus üblich. Unter größten Mühen wurden Edelsteine – die ja zu den härtesten, natürlich vorkommenden Stoffen gehören – zermahlen und zu Medizin verarbeitet. Hildegard von Bingen jedoch erkannte die eigentliche Natur der Edelsteine und setzte sie immer als Ganzes ein. Nur in einem einzigen Fall scheint sie Edelsteinpulver zu empfehlen: Beryll als Entgiftungsmittel. Doch die entsprechende Stelle in ihren Schriften läßt sich möglicherweise auch anders aus dem Lateinischen übersetzen. Da Berylliumstaub abgesehen davon ziemlich ungesund ist, haben wir diese Anwendung nicht weiter aufgeführt. Es gibt vier Formen der ganzheitlichen Anwendung von Edelsteinen:

1. Das Elixier

Elixiere sind flüssige Heilmittel, die die Heilkraft eines Edelsteins in sich tragen und eingenommen werden. Es gibt prinzipiell vier Möglichkeiten, Elixiere herzustellen:

● Die *Normalmethode*: Der Edelstein wird für mehrere Tage (meist drei bis fünf) in ein Gefäß gelegt, das mit reinem Quellwasser gefüllt ist.
● Die *Sonnenmethode:* Der Edelstein, dessen Heilkraft auf das Elixier übertragen werden soll, wird in ein Glas mit reinem Quellwasser gelegt und für zwei Stunden in die Sonne gestellt. Während dieser Zeit darf kein Schatten auf den Stein oder überhaupt auf das Glas fallen, das möglichst auf einer natürlichen Oberfläche stehen sollte.
● Die *Kochmethode:* Der Edelstein wird in einem Glasgefäß in reinem Quellwasser erwärmt. Dieser Vorgang dauert etwa eine halbe Stunde und ist weniger wirksam als die Sonnenmethode. Es ist deshalb wichtig, auf die richtige Zeit zu achten: am günstigsten ist die Zeit des Sonnenaufgangs – auch wenn es zu bewölkt ist, um die Sonne zu sehen.
● Die *Tropfmethode:* Wenn man nur eine geringe Menge des Heilmittels benötigt, kann man mit dieser Methode sehr schnell ein Elixier herstellen. Dazu nimmt man den Stein und gießt sehr langsam reines Quellwasser darauf. Das Wasser, das am Stein herunterrinnt und abtropft, fangen Sie in einem Glasgefäß auf.

Die Flüssigkeit, die Sie mit einer dieser Methoden erhalten, bezeichnet man als *Edelsteinelixier*. Es stellt ein starkes Heilmittel dar, das entweder direkt verwendet oder weiter verarbeitet wird.

2. Das Tonikum

Auch beim Tonikum handelt es sich um ein flüssiges Heilmittel, doch ist der Träger hier Wein. Die Sonnenkraft, die im Wein steckt, ersetzt die Sonne, die zur Herstellung eines Elixiers notwendig ist. Die Wirkung eines Tonikums unterscheidet sich allerdings meist von der eines Elixiers; man kann also nicht einfach das eine durch das andere ersetzen.

Es gibt übrigens zwei verschiedene Arten von Tonikum. Wird ein Tonikum bei einem akuten Problem eingesetzt, so legt man den entsprechenden Edelstein in Wein und trinkt direkt aus dem Glas – natürlich ohne den Stein zu verschlucken! Wenn ein Tonikum dagegen bei chronischen und psychischen Beschwerden helfen soll, wird eine größere Menge Weins (ein halber bis ein Liter) mit dem Edelstein „imprägniert". Dieser Vorgang dauert dann allerdings mehrere Stunden, manchmal sogar Tage.

Sparen Sie nicht am Wein, wenn Sie ein Edelstein-Tonikum herstellen! Es muß kein besonders teurer, aber ein guter Wein ohne Zusätze und mit möglichst wenig Zucker sein. Wichtig ist außerdem die naturgemäße Herstellung – ein guter Tip sind da die sogenannten „Bioweine". Sie werden zwar nicht immer den kulinarischen Anforderungen voll gerecht, sind aber für die Heilkunde sicherlich sehr wertvoll.

3. Der Kontakt mit dem Stein

Die einfachste Anwendung der Edelsteintherapie ist die durch Berühren. Dabei gibt es je nach Problembereich die unterschiedlichsten Möglichkeiten. Beispielsweise heißt es bei Hildegard: *„Trägst du einen Beryll bei dir und nimmst ihn oft in die Hand und siehst ihn an, wirst du nicht mehr mit anderen Menschen streiten, sondern friedlich sein."* An einer anderen Stelle empfiehlt sie gegen Hartherzigkeit, einen Diamanten in den Mund zu nehmen. Bei Jähzorn wiederum soll ein Chalcedon über einer Ader am Körper getragen werden.

4. Die Ensalivation

Die Methode, durch den eigenen Speichel die Kraft des Edelsteins selbst zu „imprägnieren", findet sich ausschließlich bei Hildegard. Sie ist geradezu genial, da sie nicht nur die Heilkraft des jeweiligen Edelsteins nutzt, sondern die Schwingung des Steins mit der persönlichen Schwingung koordiniert. Dies geschieht, indem man den jeweiligen Edelstein ableckt, anhaucht oder kurz in den Mund nimmt.

Sie sehen also: Die Möglichkeiten, Edelsteine in der Medizin einzusetzen, sind recht vielfältig. Wir nennen Ihnen nun die wichtigsten Edelsteine aus der Hildegard-Therapie. Zusammen mit der Anwendungsmethode, die sie dazu empfiehlt.

In jedem Falle gilt aber, daß die Edelsteine *spirituelle* Heilmittel sind. Sie sollten nicht wie Medikamente einfach *konsumiert*, sondern mit einer bewußten und offenen Geisteshaltung *aufgenommen* werden. Auch wenn Hildegard selbst es nicht ausdrücklich erwähnt: Ein kurzes Gebet oder ein Kraftspruch (Affirmation) vor der Anwendung ist sinnvoll und kann die Wirkung deutlich verstärken.

Noch ein Wort zur Qualität der Steine: Daß Sie, wenn Sie einen Smaragd als Heilmittel benötigen, nicht irgendeinen grünen Schmuckstein, sondern einen *echten* Smaragd brauchen, versteht sich hoffentlich von selbst. Ob die Steine geschliffen oder roh belassen sind, ist nicht von großer Bedeutung. Unseren Erfahrungen nach sind polierte Steine am besten. Ihre Größe ist unwichtig, da ja keine *Stoffe*, sondern *Kräfte* vom Stein ausgehen. Achten Sie aber in jedem Fall darauf, daß die Qualität stimmt!

Die Edelsteine und ihre Wirkungen

Es ist nicht immer völlig eindeutig, welcher Edelstein genau gemeint ist, wenn in antiken oder mittelalterlichen Schriften – oder auch bei Hildegard von Bingen – von einem bestimmten Stein die Rede ist. Dies liegt nicht nur an den gewöhnlichen Übersetzungsproblemen, sondern einfach an der zeitlichen Distanz und daran, daß wir natürlich heute eine andere wissenschaftliche Sichtweise haben als die Menschen damals. Beispielsweise ist vom „Beryll" die Rede – doch ein Beryll ist chemisch gesehen $Be_3Al_2\text{-}(Si_6O_{18})$. Optisch gesehen und was die Heilwirkung betrifft, gibt es jedoch zwei grundsätzlich verschiedene Varietäten: den Aquamarin und den Smaragd – beides sind Berylle. Wir haben uns immer für einen konkreten Stein entschieden, wenn das aus der entsprechenden Textstelle bei Hildegard zu rechtfertigen war.

Achat

Dieser vielfarbige Stein ist nach einem Fluß in Sizilien benannt. Wahrscheinlich wurde er aber nicht dort gefunden, sondern nur in Sizilien gehandelt. Chemisch gesehen ist der Achat Siliziumoxyd, SiO_2. Wie so oft, sagt jedoch die Chemie nicht allzuviel über die Wirkungsweise dieses besonders heilkräftigen Edelsteines aus. Auch der Chalcedon, der Carneol, der Onyx und viele andere Edelsteine haben die gleiche chemische Grundstruktur.

Hildegard empfiehlt den Achat bei einer Vielzahl von gesundheitlichen Problemen: gegen Insekten- und Spinnengifte, Hautunreinheiten, Schlafwandeln und sogar Epilepsie. Darüber hinaus sagt sie auch, daß der Achat *„klug im Gespräch"* macht und die Sensibilität für andere Menschen erhöht. Besonders auffallend ist, daß sie ohne Überleitung – sofort nachdem sie diese Eigenschaft des Achat, feinfühliger zu machen, erwähnt hat – zur Haut übergeht. Das ist sicher mehr als purer Zufall. Die Haut ist ja das Organ, mit dem wir fühlen. Es ist also durchaus plausibel, daß die gesunde Haut, zu der der Achat verhilft, auch im übertragenen Sinne eine „Grenze" darstellt – nicht zu durchlässig, aber auch nicht zu verschlossen. In diesem Sinne wäre der Achat ein Stein für Menschen mit „Kontaktproblemen" – für Menschen, die nicht sensibel genug sind oder die übersensibel reagieren.

Anwendungen:

- Insekten- und Spinnengifte (auch Zecken):
  Beginnen Sie die Behandlung, wenn es irgendwie geht, unmittelbar nach dem Biß. Erwärmen Sie den Stein (möglichst an der Sonne) und legen Sie ihn auf die Bißstelle. Halten Sie ihn dann solange über einen Topf mit kochendem Wasser, bis Kondenswasser vom Stein tropft. Dann legen Sie ihn für ca. 40 Minuten in das Wasser, das nun nicht mehr kochen darf. Wenn es von dem Stein „imprägniert" ist, tränken Sie ein Leintuch mit diesem Wasser und binden es über die Bißstelle.
- Gesunde Haut (auch im übertragenen Sinne!):
  Legen Sie den Stein auf die Haut auf.

- Schlafwandeln:

Hildegard spricht von „lunaticus", also mondsüchtig – bei Vollmond soll ja das Schlafwandeln am häufigsten auftreten. Wenn Sie unter solchen nächtlichen Eskapaden leiden, legen Sie drei Tage vor dem nächsten Vollmond einen Achat in Wasser. Am Tag des Vollmonds nehmen Sie dieses Wasser zur Zubereitung aller Speisen. Zusätzlich empfiehlt Hildegard, in jedes Getränk einen Achat zu legen. Wenn man dies fünf Monate lang tut, wird man von der „Mondsüchtigkeit" befreit sein.

- Klugheit im Gespräch:

Tragen Sie den Stein bei sich, und nehmen Sie ihn in schwierigen Gesprächssituationen in die Hand.

- Epilepsie:

Stellen Sie ein Achat-Elixier her, indem Sie einen Achat drei Tage lang in Wasser legen. Erhitzen Sie es anschließend, ohne daß es kocht und verwenden Sie dieses Elixier dann zur Herstellung aller Speisen und Getränke. Es gibt Erfahrungswerte, daß die Häufigkeit der epileptischen Anfälle nach etwa einem Jahr der Behandlung mit diesem Elixier abnimmt. Wobei wir auch hier ausdrücklich darauf hinweisen, daß dieses Elixier kein vom Arzt verordnetes Medikament ersetzen darf, sondern nur unterstützend wirken kann.

Amethyst

Der Name dieses violetten Edelsteins bedeutet „Der ohne Rausch". In der Antike glaubte man nämlich, daß der Stein Berauschte wieder nüchtern machen könne. Hildegard berichtet von dieser Wirkung allerdings nichts. Für die Chemiker ist der Amethyst nur eine Varietät des Quarzes – wie auch Achat, Bergkristall, Carneol, Chalcedon, Chrysopras, Jaspis und Onyx. Gerade auf die feinen Unterschiede kommt es aber in der Heilkunst an.

Hildegard gibt den Amethyst im wesentlichen für drei Fälle an: gegen Hautprobleme im Gesicht, gegen Schlangen und Läuse. Diese drei Indikationen müssen jedoch erläutert werden.

Bei der ersten bestehen eigentlich keine Unklarheiten. Aus der Beschreibung Hildegards geht hervor, daß wohl kleinere Flecken, insbesondere Muttermale, Altersflecken und Sommersprossen gemeint sind.

Wenn Hildegard den Amethyst gegen Schlangen (nicht gegen Schlangenbiß!) empfiehlt, kann man sicher davon ausgehen, daß nicht die Reptilien gemeint sind, sondern böse Einflüsse oder Gedanken. Schon in der Bibel symbolisiert ja die Schlange die Versuchung. Es wäre jedoch nicht sehr sinnvoll, den Edelstein „magisch" einzusetzen, also ihn dazu zu verwenden, äußere Feinde abzuwehren. Die „Schlange", die Versuchung kommt stets von innen. Der Amethyst schützt uns also vor bösen Gedanken wie Neidgefühlen, Haß oder Gier.

Auch gegen Läuse soll der Amethyst helfen. Eventuell ist das wortwörtlich gemeint, doch der mit den Hildegard-Schriften sehr vertraute Dr. Hertzka hat eine weitere sehr interessante Auslegungsmöglichkeit gefunden: Die „kleinsten Würmchen", von denen bei Hildegard die Rede ist, kann man nicht nur als Läuse betrachten, sondern vielleicht auch als „Würmer, die im Körper fressen", also als Krebs.

Anwendungen:

- Pigmentflecken im Gesicht:
  Nehmen Sie einen Amethyst kurz in den Mund. Bestreichen Sie dann die Hautflecken mit dem angefeuchteten Stein. Zusätzlich können Sie für die tägliche Gesichtswäsche Amethyst-Elixier verwenden.
- Böse Gedanken („Schlangen"):
  Wann immer Sie spüren, daß Sie negative Gedanken haben, die Sie loswerden wollen, greifen Sie zum Amethyst, betrachten Sie ihn einige Sekunden lang intensiv und spüren Sie dabei seine besänftigende und harmonisierende Kraft.
- Krebs:
  Stellen Sie nach der Normalmethode (fünf Tage) eine größere Menge der „Urtinktur" her. Nehmen Sie den Stein heraus und bringen Sie anschließend das Wasser zum Kochen. Halten Sie den Amethyst in den aufsteigenden Wasserdampf. Legen Sie dann den Stein wieder für eine Stunde ins Wasser (das nun nicht mehr kochen sollte). Nehmen

Sie danach den Stein wieder heraus und bereiten Sie sich mit dem Wasser (der bearbeiteten Urtinktur) ein Dampfbad. Nach fünf Wochen muß die Behandlung wiederholt werden. Zusätzlich können Sie sich Amethyst-Tonikum zubereiten, von dem Sie jeden Tag drei Tropfen einnehmen.

Aquamarin

Der Name „Aquamarin" kommt aus dem Lateinischen: „aqua marinus" bedeutet „Meerwasser", was auf die meergrüne bis blaßblaue Farbe dieses Edelsteins zurückzuführen ist.

Bei Hildegard wird aber der Aquamarin nicht direkt erwähnt; sie spricht vom „Beryll". Wie bereits erwähnt, versteht die Mineralogie heute unter einem Beryll eine chemische Substanz mit der Formel Be_3Al_2-(Si_6O_{18}) – und diese Formel haben mehrere Edelsteine, auch wenn sie völlig verschieden aussehen: der Aquamarin, der Smaragd, der Goldberyll, der Heliodor und der Morganit. Da diese Steine – bis auf den Aquamarin – sowohl in der Bibel als auch bei Hildegard mit eigenen Namen genannt werden, da der Aquamarin damals als Stein aber auch schon bekannt war, muß man wohl den Schluß ziehen, daß mit „Beryll" eine bestimmte Form des Berylls – nämlich der Aquamarin – gemeint ist. Das wird noch dadurch bestärkt, daß Hildegard die Entstehung des Berylls mit „spuma aquae", also „Wasserschaum" symbolisiert – auch diese Bezeichnung paßt am besten zu einem hellen Aquamarin. Für die Anwendung des Aquamarins nach den Regeln der Hildegard-Edelsteinmedizin empfehlen wir Ihnen also, sich ein möglichst helles Exemplar davon zu besorgen.

Hildegard führt den Aquamarin in Zusammenhang mit zwei Problemen auf: Vergiftungen und Streitsucht. Bei Vergiftung ist nicht nur an die körperliche, sondern auch an die seelische und geistige Vergiftung – durch negative Gedanken und Gefühle, durch stetiges Zweifeln, durch Einflüsterungen böser Menschen, durch falsche Propheten usw. – zu denken. Dafür spricht auch die zweite Indikation, die Streitsucht, die ja auch durch eine „Vergiftung" mit schlechten Gedanken und Gefühlen entsteht. Selbstverständlich ist aber auch die körperliche Vergiftung gemeint. In unserer Zeit, in der Luft, Wasser und Nahrung zum Teil vergiftet sind, ist die heilsame Wirkung des Aquamarins sicherlich besonders wertvoll.

Anwendungen:

● Vergiftungen (körperliche, seelische und geistige):
Wann immer Sie glauben, daß Sie ein Gift aufgenommen haben, geben Sie einen Aquamarin in etwas Wasser und trinken Sie es sogleich. Wiederholen Sie dies an den darauffolgenden fünf Tagen, wobei Sie das Wasser möglichst auf nüchternen Magen trinken sollten. Heute ist es wahrscheinlich sogar sinnvoll, prinzipiell nach jeder Mahlzeit ein Schlückchen Elixier zu trinken oder den Speisen und Getränken beizumischen.

● Streitsucht:
Wenn Sie spüren, daß in Ihnen Aggressionen aufsteigen, können Sie verhindern, daß Sie einen Streit beginnen oder weiterführen, indem Sie einen Aquamarin bei sich tragen, den Sie bei Bedarf in die Hand nehmen und betrachten. Zu diesem Zweck empfehlen wir Ihnen einen geschliffenen Aquamarin.

Bergkristall

Der Bergkristall gilt eigentlich nicht einmal als Halbedelstein. Edel ist eben nur das, was teuer ist und nicht das, was schön und wertvoll in einem anderen als im materiellen Sinne ist. Der Stein ist vollkommen durchsichtig und klar. Wissenschaftlich gesehen, ist der Bergkristall ein sehr reiner Quarz (auch Achat, Amethyst, Carneol, Chalcedon, Chrysopras, Jaspis und Onyx sind Quarze).

Hildegard führt den Bergkristall als Heilmittel gegen sechs Beschwerden auf: Sehstörungen, Kropf, Herz-Magen-Darm-Probleme, Ohnmachts- und Schwächeanfälle, Ekzeme und schließlich eine bestimmte Form der Tuberkulose, die sich in Knoten und Fisteln am Hals (Skrofuloderm) zeigt.

Dr. Hertzka hat darauf hingewiesen, daß einige der obengenannten Symptome auf eine Schilddrüsenerkrankung zutreffen, nämlich auf eine Hyperthyreose (Basedowsche Krankheit). Diese Feststellung ist auch deshalb so wichtig, weil dadurch die Zusammenhänge klarer werden.

Bei den Sehstörungen ist wohl anzunehmen, daß nicht nur die körperlichen Augen angesprochen sind. Bei Hildegard ist von einer „Verdunkelung" (caligo) die Rede – eine Dunkelheit, die wahrscheinlich nicht ausschließlich optisch gemeint ist. Die Dunkelheit, die jemanden überkommt, den Zweifel befallen, der keine Hoffnung und kein Ziel mehr hat, eine Verdunkelung des seelischen und geistigen Auges – dies ist wohl das Problem, das Hildegard angesprochen hat.

Anwendungen:

- Kropfbildung:
  Stellen Sie sich ein Tonikum mit Bergkristall her und trinken Sie davon mindestens dreimal täglich einen kleinen Schluck. Weiterhin empfiehlt Hildegard, den Stein an der Sonne zu erwärmen und ihn öfters auf den Kropf zu drücken, der dann bald kleiner werden soll.
- Herz-Magen-Darm-Probleme:
  Stellen Sie nach der Sonnenmethode ein Elixier her und trinken Sie oft davon.
- Ohnmachts- und Schwächeanfälle:
  Wenn Sie oft unter solchen Beschwerden leiden, stellen Sie sich ein Bergkristall-Tonikum her und trinken Sie davon, wenn es Ihnen nicht gutgeht. Außerdem rät Hildegard, einen Bergkristall an der Sonne zu erwärmen und dann mehrere Stunden lang auf den Bauch, etwas oberhalb des Nabels, aufzudrücken. Diese Prozedur sollte möglichst oft vorgenommen werden.

● Ekzeme:
Wenn Sie unter einem nässenden Ekzem leiden, haben wahrscheinlich auch Sie die Erfahrung machen müssen, daß Ihnen die Ärzte außer mit Kortisonsalben nicht helfen konnten. Probieren Sie dann doch das einfache Hildegardmittel: Wärmen Sie einen Bergkristall gut an der Sonne auf und legen Sie ihn auf die nässenden Stellen.

● Dunkelheit der Augen:
Hildegard empfiehlt hier wieder, den Stein an der Sonne zu erwärmen und ihn oft auf die Augen zu legen. Wenn Sie nicht so sehr unter körperlichen, sondern unter seelischen „Sehstörungen" leiden, sollten Sie *zusätzlich* täglich einige Tropfen des Bergkristall-Tonikums einnehmen.

Carneol

Der Name dieses rötlich-braunen Steins bedeutet „fleischfarben". Ein echter Carneol hat diese Farbe von Natur aus. Man kann ihn aber auch künstlich herstellen, wenn man einen Achat – beide Steine gehören zur Chalcedonfamilie – mit Eisenoxyd färbt. Für heilkundliche Zwecke sollten Sie selbstverständlich ausschließlich echten Carneol verwenden. Die Echtheit ist allerdings nicht so leicht festzustellen – Sie müssen sich also auf die Aussage des Edelsteinhändlers verlassen.

Hildegard nennt nur das Nasenbluten als Beschwerde, bei der die Anwendung des Carneols (der bei ihr „cornelion" heißt) angezeigt ist.

Anwendung:

Messen Sie ein kleines Gläschen Wein ab, erwärmen Sie ihn, legen Sie einen Carneol hinein und trinken Sie den Wein. Bei chronischem Nasenbluten empfehlen wir Ihnen, sich ein Carneol-Tonikum zu bereiten und dreimal täglich drei Tropfen davon einzunehmen.

Chalcedon

Der milchig-graue Stein ist nach der antiken Stadt in Kleinasien benannt, wo er häufig gefunden wurde. Wie bereits erwähnt, gehört eine ganze Reihe von Steinen mineralogisch zur Chalcedon-Familie, so beispielsweise Achat, Carneol, Chalcedon oder Onyx. Doch die Heilkunst schert sich – wie jede andere wahre Kunst auch – nicht allzuviel um die Kriterien, die diese oder jene Wissenschaft aufstellt. Bei Hildegard ist jedenfalls nur der milchig-graue Stein ein Chalcedon, dem sie folgende Wirkungen zuschreibt: Er stärkt das Immunsystem, verringert die Erregbarkeit und hilft gegen Nervosität in Gesprächssituationen.

Natürlich steht bei Hildegard nicht geschrieben: „Der Chalcedon stärkt das Immunsystem." Doch es geht ziemlich deutlich daraus hervor, daß der Chalcedon seine Kraft auf das Blut überträgt und dadurch vor Krankheiten schützt. Das ist genau die Wirkung, die man heute als immunstärkend bezeichnet.

Der Chalcedon verringert auch die Erregbarkeit – allerdings nur die negative. Hildegard spricht ganz konkret vom Jähzorn und von der Wut, die man gegenüber Ungerechtigkeiten oder Beleidigungen häufig empfindet. Der Chalcedon soll diese Erregung abwenden, die ja wahrhaftig mehr schadet als nutzt.

Sehr interessant ist die dritte Wirkung, die Hildegard von Bingen angibt: Mit Hilfe des Chalcedons kann man seine Redegewandtheit verbessern und die richtigen Worte im Gespräch finden. Er baut also Nervosität ab. Wahrscheinlich hilft der Stein auch bei Lampenfieber – wer mit diesem Problem konfrontiert ist, sollte ruhig einmal den Versuch wagen.

Anwendungen:

● Stärkung des Immunsystems:
Tragen Sie stets einen Chalcedon bei sich, und zwar so, daß er über einer Ader mit der Haut Kontakt hat. Dazu können Sie beispielsweise einen kleinen Stein mit einem Heftpflaster am Körper befestigen, eine Halskette aus Chalcedonen oder ein Kettchen mit einem Chalcedon-

Anhänger tragen, wobei dann die Kette so lang sein sollte, daß der Stein in der Kehlgrube liegt. Zusätzlich empfehlen wir Ihnen zur vorbeugenden Stärkung Ihrer Abwehrkräfte, täglich einige Tropfen eines Chalcedon-Elixiers einzunehmen.

- Erregbarkeit:

Wenn Sie schnell „ausrasten", gilt im Prinzip das oben Gesagte. Allerdings müssen Sie den Chalcedon nicht ständig am Körper tragen; es ist vielleicht sogar sinnvoller, ihn mit sich zu führen und lediglich in Situationen, in denen man merkt, daß Wut in einem aufsteigt, in die Hand zu nehmen und seine beruhigende Kraft zu spüren.

- Nervosität (Lampenfieber):

In der Anwendung zeigt sich, daß der Chalcedon nicht nur gegen die einfache Nervosität wirkt. Hildegard gibt nämlich an, daß der Stein angehaucht und dann abgeleckt werden soll – er wird also zunächst „persönlich imprägniert". Das heißt also, daß nicht nur ganz allgemeine Nervosität bekämpft wird, sondern die jeweils persönlich zugrundeliegenden Ursachen des Mangels an „Redegewandtheit".

Chrysolith

Der Name dieses Steines stammt aus dem Griechischen und bedeutet „Goldstein". Der Chrysolith ist durchscheinend gelblich-grün, beim rechten Licht betrachtet, kann er tatsächlich fast golden glänzen.

Luftgeister soll der Stein laut Hildegard abwehren, die Entwicklung fördern, die Erkenntnis stärken, Herzschmerz lindern und Fieber bekämpfen.

Die letzte Indikation ist ja ziemlich unmißverständlich. Was aber soll man nun unter „Luftgeistern" verstehen? Sicherlich nicht irgendwelche Gespenster. Es gibt unserer Ansicht nach zwei Möglichkeiten: Einmal können damit Wettereinflüsse gemeint sein; der Stein hilft also gegen Wetterfühligkeit und ähnliche Probleme. Außerdem bedeuten die Luftgeister vielleicht schlechte Kräfte, die auf uns wirken; Einflüsterungen und Reden schlechter Menschen, die zu uns sprechen – also über das Medium Luft mit uns in Verbindung treten.

Bei ihrer Beschreibung des Chrysolith erwähnt Hildegard eine besonders interessante Eigenschaft: Er soll die Entwicklung fördern. Sie sagt konkret, daß ein neugeborenes Tier, neben dem ein Chrysolith läge, frühzeitig zu laufen beginnen würde. Es wäre durchaus prüfenswert, ob sich nicht auch Säuglinge oder sogar ältere Kinder mit Hilfe eines Chrysolithen besser entwickeln würden.

Äußerst beachtenswert ist außerdem die erkenntnis- und kräftestärkende Wirkung dieses Edelsteins. Mit Erkenntnis ist sicher mehr gemeint, als die Wahrnehmung über unsere Sinne – nämlich die Erkenntnis höherer Dinge, Erkenntnis von Gott und der Dinge, die wirklich etwas in unserem Leben bedeuten.

Auch die Indikation Herzschmerzen bedarf noch eines Kommentars. Sicherlich sind damit auch körperliche Herzschmerzen gemeint. Aber wann schmerzt das Herz? Nicht nur bei Herzinfarkt oder Herzbeutelentzündung! Sie wissen selber, wann Ihr Herz schmerzt: wenn Sie tiefe Trauer spüren, Abschied nehmen müssen oder Mitleid empfinden. Der Chrysolith kann Ihre Seelenkräfte stärken und Ihr „Herzeleid" lindern.

Anwendungen:

- Fieber:
  Wenn Sie Fieber haben, erhitzen Sie etwas Wein und halten Sie einen Chrysolith darüber, bis das Kondenswasser, das sich an ihm niederschlägt, zurück in den Wein tropft. Trinken Sie den Wein dann und nehmen Sie den Stein eine Weile in den Mund. Wiederholen Sie diese Behandlung mehrmals, bis das Fieber verschwindet.
- „Luftgeister":
  Hildegard gibt hier keine besondere Methode an. Daher reicht es wohl aus, den Stein bei sich zu führen und öfters zu berühren.
- Entwicklung:
  Auch in diesem Fall genügt die physische Nähe des Steins.
- Erkenntnis:
  Auch hier ist der körperliche Kontakt mit dem Stein ausreichend, allerdings gibt Hildegard die Kontaktstelle genau an: über dem Herz.

● Herzschmerzen:

Hier hat Hildegard eine ungewöhnlichere Methode parat. Tauchen Sie den Chrysolith in Olivenöl und reiben Sie dann mit dem Stein über die Herzgegend.

Chrysopras

Der apfelgrüne Chrysopras ist, wie die anderen Steine der Chalcedon-Familie, ein Quarz. Seine Farbe hat er von dem Element Nickel.

Hildegard kennt eine ganze Reihe von Heilanzeigen für diesen Edelstein: Er hilft gegen Gicht, Zornausbrüche, Gifte, Besessenheit und sogar gegen Epilepsie.

Bei Hildegard ist der Begriff „Gicht" allerdings viel umfassender als in der heutigen Medizin. Sie meint rheumatische Beschwerden, die eigentliche Gicht und sogar leichte Lähmungen.

Der Chrysopras soll auch gegen Gift, ja sogar tödliches Gift, helfen. Doch ist hier wirklich physisches Gift gemeint? Die Edelsteine wirken ja besonders stark auf die Seele; man kann also durchaus annehmen, daß Hildegard das Gift meint, das *in uns* seinen Ursprung hat: Eifersucht, Gier und Neid *vergiften* unser Denken und Fühlen. Dieses Gift können wir mit dem Chrysopras neutralisieren.

Mit der Besessenheit ist dasselbe gemeint, was die Ärzte heute als „Psychose" oder „Schizophrenie" bezeichnen. Früher nahm man an, daß die Besessenheit durch Dämonen verursacht würde, die von einem Menschen Besitz ergreifen. Heute schreibt man die Symptome Stoffwechselstörungen des Gehirns zu – ein Hinweis auf eine verwandte Sichtweise findet sich sogar bei Hildegard, wenn sie davon spricht, daß „schlecht temperierte Säfte" für diese Krankheit (tatsächlich sieht Hildegard die Besessenheit als Krankheit an!) verantwortlich seien. Wichtig ist aber vor allem, daß der Chrysopras laut Hildegard auch bei solch schweren Problemen Linderung verschaffen kann.

● Bewegungseinschränkungen durch Gicht, Rheuma u.ä.:
Wenn Sie unter rheumatischen Beschwerden leiden, wird Ihnen ein Chrysopras, den Sie auf der betroffenen Stelle direkt an der Haut tragen, Erleichterung verschaffen. Am einfachsten ist es, wenn Sie einen kleinen Stein mit einem Heftpflaster befestigen.

● Zornausbrüche:
Wenn Sie dazu neigen, tragen Sie stets einen Chrysopras bei sich. Sobald Sie spüren, daß es in Ihnen „kocht", oder wenn Sie im Begriff sind, etwas Unüberlegtes zu sagen oder zu tun, nehmen Sie ihn heraus und halten Sie ihn sich an die Kehle, bis er sich erwärmt. Sie werden erstaunt sein, wie der Stein den Zorn nimmt!

● „Giftige" Gedanken und Gefühle:
Hildegard gibt für diesen Fall nicht an, wie der Stein einzusetzen ist. Es scheint also zu genügen, wenn Sie einen Chrysopras bei sich tragen. Ob allerdings das rein mechanische Tragen viel bringt, ist fraglich – Sie sollten den Stein schon bewußt wahrnehmen und sich dann und wann auf seine Kraft konzentrieren.

● Besessenheit:
Was auch immer Sie unter „Besessenheit" verstehen wollen – Hildegard gibt jedenfalls an, daß das Wasser, das über den Stein gegossen wurde, zur Herstellung von Speisen und als Getränk für einen „Besessenen" verwendet werden soll.

Diamant

Der Diamant ist der härteste natürliche Stoff und gilt uns heute als der wertvollste Edelstein – in der Heilkunst bei Hildegard nimmt er jedoch keine herausragende Stellung ein. Aber er hat doch einige interessante Heilanzeigen: Boshaftes Schweigen, Kontrollverlust, hartherzige Gesinnung, Fanatismus, Jähzorn, Hungergefühl, Schlaganfall und Arteriosklerose sowie Gelbsucht.

Die ersten drei Indikationen sieht Hildegard im Zusammenhang. Der Diamant ist für Menschen geeignet, die zur Hartherzigkeit neigen, die wenig sprechen, die dann aber wiederum bei gewissen Anlässen „wie wahnsinnig werden", und sich jedoch schnell wieder zusammenreißen. Es sind wohl nicht durch und durch hartherzige Menschen gemeint – die glauben ja, keines Heilmittels zu bedürfen. Wer hingegen durch schwere Erfahrungen einen Hang zur Hartherzigkeit entwickelt hat und selbst darunter leidet, wird feststellen, wie ihm der Diamant das Herz öffnet.

Auch Fanatismus, Verlogenheit und Jähzorn nennt Hildegard in einem Atemzug. Zu Recht: denn bei jemandem, der etwas fanatisch betreibt, fehlt der Blick für das rechte Maß – er wird sich selbst und anderen etwas vorlügen, wenn es darum geht, seine Ansichten zu verteidigen, und er wird jähzornig werden, wenn andere diese Ansichten angreifen. Aber auch hier können nur jene Menschen den Stein verwenden, die in bestimmten Momenten Einsicht in ihre Untugend haben und die einen guten Kern in sich tragen.

Die Wirkung des Diamanten gegen das Hungergefühl ist natürlich eine hervorragende Hilfe für Menschen, die fasten wollen. Aber auch der Hunger nach körperlichen, seelischen und geistigen Genüssen kann mit seiner Hilfe gelindert werden. Bei Süchten aller Art – nach Alkohol, Nikotin und anderen Drogen, aber auch bei Spiel-, Sex- oder Kaufsucht – fällt die Entwöhnung mit dem Diamanten leichter.

Der Schlaganfall und die Arteriosklerose gehören zusammen, denn nur bei Patienten, die einen Schlaganfall aufgrund ihrer Arteriosklerose erlitten haben, wirkt der Diamant heilsam. Umgekehrt hilft der Stein allerdings natürlich auch bei Arteriosklerose, wenn man noch keinen Schlaganfall hatte!

Gelbsucht ist keine Krankheit, sondern ein Symptom, das beispielsweise durch Hepatitis (Leberentzündung) – die häufig Gelbsucht genannt wird –, aber auch durch viele andere Störungen der Leber-Galle-Funktion hervorgerufen wird. Eine häufige Ursache der Gelbsucht ist Alkoholkonsum. Gegen die akute Entzündung der Leber, die Hepatitis, hilft der Diamant wohl nicht oder kaum – dafür gibt es bei Hildegard aber andere Mittel.

- Hartherzige Gesinnung/Fanatismus:
  Es genügt, den Stein in den Mund zu nehmen. Seien Sie bitte vorsichtig und verschlucken Sie ihn nicht!
- Hungergefühl:
  Auch gegen Hungergefühle genügt es, den Diamanten im Mund zu haben.
- Schlaganfall/Arteriosklerose/Gelbsucht:
  Stellen Sie sich mit der Sonnenmethode ein Elixier oder ein Tonikum her, das Sie trinken, während sich der Stein noch im Gefäß befindet.

Hyazinth

Der gelb-rote Hyazinth ist auf dem seltenen Element Zirkonium aufgebaut und hat die seltsame Eigenschaft, sich blau zu verfärben, wenn man ihn erwärmt. Hildegard nennt ihn als Heilmittel bei folgenden Problemen: Schwierigkeiten mit den Augen, Magenbeschwerden mit Fieber, Verwirrungszustände, Sinnestäuschungen, Herzweh, Wollust und unkontrolliertes Lachen.

Wiederum verwendet Hildegard, wie schon beim Bergkristall, das Wort „caligo" – „Verdunkelung". Also sollten wir auch hier daran denken, daß wahrscheinlich mehr als ein rein physisches Sehproblem gemeint ist. Im Zusammenhang mit anderen Wirkungen des Hyazinth können wir vermuten, daß mit den „Sehproblemen" eher Täuschungen der Sinne gemeint sind. Wenn wir etwas nicht auf die richtige Art ansehen, kann uns dieser Stein dabei helfen, wieder zu einer angemesseneren Sichtweise zu finden.

Daß Magenbeschwerden mit Fieber einhergehen, kommt nicht gerade selten vor. Hier handelt es sich um Infektionen und nicht um die Beschwerden, die ein Magengeschwür oder Gastritis verursachen.

Die Indikation „gegen Verwirrung und Sinnestäuschungen" kann natürlich alles mögliche umfassen: Geisteskrankheiten; Verführung durch schlechte Menschen; der Irrglaube, mit Drogen, Geld oder materiellen Gütern glücklich werden zu können oder auch einfach falsche Einstellungen und Sichtweisen.

Mit Herzweh ist wahrscheinlich auch hier nicht ausschließlich der organische Herzschmerz gemeint, sondern jene Schmerzen, die durch Gefühle im Herzen verursacht werden können.

Gegen die Wollust anzugehen, erscheint in unserer freizügigen Zeit nicht sehr modern. Andererseits spüren immer mehr Menschen, daß die sexuelle Befreiung zwar viel Positives gebracht hat, aber auch nicht das Ziel allen Strebens sein kann. Manche Menschen – und keineswegs nur Mönche und Nonnen! – beschließen, ohne oder mit weniger Sex auszukommen. Zweifellos ist die Sexualität aber ein menschliches Grundbedürfnis und das bloße Unterdrücken sexueller Triebe ist mindestens ebenso schädlich, wie diese auszuleben. Mit Hilfe des Hyazinths ist es möglich, die „überschüssigen" sexuellen Energien in spirituelle Energie umzuwandeln, statt sie zu unterdrücken.

Die letzte Indikation – „unkontrolliertes Lachen" – mutet zunächst etwas merkwürdig an. Warum sollte man nicht lachen? Lachen ist doch etwas sehr Schönes und Gesundes! Natürlich kann nur krankhaftes Lachen gemeint sein, wie es bei Schock, Hysterie oder auch nach Haschischgenuß vorkommt. Durch die Anwendung des Hyazinths soll natürlich nicht nur das Lachen, sondern vor allem das zugrundeliegende Übel geheilt werden.

Anwendungen:

● Sehschwierigkeiten:
 Erwärmen Sie den Stein an der Sonne, befeuchten Sie ihn dann mit Ihrem Speichel und legen Sie ihn sofort auf die Augen. Diese Behandlung ist oft zu wiederholen.
● Magenbeschwerden mit Fieber:
 Erwärmen Sie etwas Wein an der Sonne und legen Sie einen Hyazinth hinein. Dann tauchen Sie einen „heißen Stahl" (z.B. ein erhitztes Messer) in den Wein. Trinken Sie diesen Wein mindestens drei Tage hintereinander kurz vor dem Zubettgehen auf nüchternen Magen.

● Verwirrung und Sinnestäuschungen:
Die Anweisungen, die Hildegard hierzu gibt, enthalten einen Spruch, der bei der Anwendung unbedingt miteinbezogen werden muß. Gerade bei Problemen, die das Seelische betreffen, sind die richtige Geisteshaltung und Konzentration notwendig – und genau dafür sorgt ein solcher „Zauberspruch". Er lautet: „Gott, der dem Versucher die Kraft der Edelsteine nahm, befreie dich von jeglicher Täuschung und löse das Leiden der Verwirrung." Während Sie diese Worte sprechen, ziehen Sie den Stein kreuzförmig über jegliche Speise, die dann als Heilmittel dient.

● Herzweh:
Die Anwendung erfolgt so wie die gerade beschriebene; das Kreuzzeichen wird aber hier nicht über einem Nahrungsmittel, sondern über dem Herzen (der Stein berührt dabei die Haut) ausgeführt.

● Wollust:
Tragen Sie den Stein bei sich, nehmen Sie ihn in die Hand und schauen Sie ihn immer dann an, wenn Sie Wollust in sich aufsteigen spüren. Sollte das noch nicht helfen, erwärmen Sie den Hyazinth an der Sonne und „zeichnen" Sie dann über dem Bauch, über dem Nabel und über den Nieren ein Kreuz. Hildegard gibt ausdrücklich an, daß die Methode bei Männern und bei Frauen hilft.

● Unkontrolliertes Lachen:
Nehmen Sie den Hyazinth in den Mund, ohne ihn zu schlucken!

Jaspis

Der Jaspis ist zwar nicht besonders auffällig – er ist undurchsichtig grau mit farbigen Flecken –, aber er ist ein Stein mit großer Heilkraft, der schon im Altertum hochgeschätzt wurde. In der Offenbarung des Johannes erscheint er an mehreren Stellen: als „alleredelster Stein" (Off. 21, 11) und erster Grundstein der goldenen Stadt (Off. 21, 19).

Hildegard nennt folgende Heilanzeigen für den Jaspis: gegen Schwerhörigkeit, schwere Erkältung, rheumatisches Fieber, Alpträume, für eine bessere Konzentration, in der Schwangerschaft, während und nach der Geburt, gegen Schlangen.

Mit der Schwerhörigkeit meint Hildegard wohl auch das schwer-hören-Wollen, den Ungehorsam (gegenüber Gott).

Alpträume zeigen an, daß wir einen unbewußten Konflikt nicht angemessen verarbeitet haben. Irgend etwas lastet uns auf der Seele und verursacht den Alpdruck. Der Jaspis löst mit den Alpträumen auch allmählich die zugrundeliegenden Ursachen auf.

Wenn man eine Aufgabe gut bewältigen will, benötigt man vor allem Konzentration. Vielleicht kennen Sie das auch: Sie wollen sich auf etwas konzentrieren, aber immer wieder schweifen die Gedanken ab. Der Jaspis steigert die Konzentration und stärkt den Verstand.

Hildegard empfiehlt den Jaspis schon für den Beginn des Lebens. Während der Entbindung sollte die werdende Mutter einen Jaspis in der Hand halten, dann verläuft die Geburt für sie und ihr Kind leichter. Auch während der ersten Tage danach dient der Jaspis dem Wohl von Mutter und Kind, das ja zu Beginn seines Lebens besonders anfällig für Krankheiten ist.

Schließlich verordnet Hildegard den Stein auch gegen Schlangen. Wie schon beim Amethyst stellt sich auch hier die Frage, ob damit wirklich nur die Tiere gemeint sind oder aber die Versuchung, die durch die Schlange symbolisiert wird. Dafür spricht beispielsweise, daß Hildegard ausdrücklich erwähnt, daß der Jaspis ein Stein ist, der sich durch besondere Kraft auszeichnet und der das „Unreine" abstößt.

Anwendungen:

● Schwerhörigkeit:
Hauchen Sie einen Jaspis an und stecken Sie ihn sich ins Ohr. Verschließen Sie den Gehörgang mit Watte und lassen Sie den Stein eine Weile wirken. Befestigen Sie aber vorher ein dünnes Kettchen an dem Jaspis, an dem Sie ihn später wieder aus dem Ohr ziehen können.

- Schwere Erkältung:
  Hauchen Sie zwei Steine an und stecken Sie sie in Ihre Nasenlöcher. Mit der Hand halten Sie sich die Nasenlöcher zu und spüren, wie der Jaspis seine heilenden Kräfte entfaltet. Zusätzlich empfehlen wir Ihnen, mehrmals täglich Jaspis-Tonikum zu trinken.
- Rheumatisches Fieber:
  Drücken Sie einen Jaspis an Ihre Brust über dem Herzen. Halten Sie ihn dort solange, bis er warm wird.
- Alpträume:
  Nehmen Sie, wenn Sie im Bett liegen, immer gleich einen Jaspis in die Hand. Sie werden besser ein- und durchschlafen und weniger von Alpträumen belästigt werden.
- Konzentration:
  Stecken Sie einen Jaspis in den Mund.
- Schwangerschaft und Geburt:
  Halten Sie während der Geburt einen Jaspis in der Hand und legen Sie dann auch einen Stein in das Bettchen Ihres Kindes (Vorsicht, daß er dort liegt, wo das Kind ihn nicht erreichen kann!). Möglicherweise schützt der Stein Mutter und Kind auch schon während der Schwangerschaft.
- Schlangen:
  Tragen Sie den Stein gegen schlechte Einflüsse und Gedanken bei sich und konzentrieren Sie sich des öfteren auf die Kraft, die vom Jaspis ausgeht.

Onyx

Das Wort „Onyx" stammt aus dem Griechischen und bedeutet „Kralle" – wohl wegen der schwarzen Farbe, die für diesen Stein charakteristisch ist. Achtung: Passen Sie auf, daß Sie sich zu Heilzwecken einen *echten* Onyx besorgen – es gibt auch künstlichen Onyx, nämlich mit Zuckerlösung gefärbten Achat.

Der Onyx wird von Hildegard bei folgenden Beschwerden verwendet: Schwächezustände, Augenprobleme, Herzschmerzen, Magenschmerzen, Erkrankungen der Milz, starkes Fieber und Depressionen.

Die Schwächezustände beschreibt Hildegard genauer: „(…) die den Lüften entspringen." Damit ist wohl Wetterfühligkeit gemeint. Symbolisch stehen diese Zustände aber auch für die Schwäche, die uns ankommt, wenn wir etwas sehen, auf das wir besser verzichten sollten: wenn wir also bei Versuchungen „schwach werden" und kaum widerstehen können.

Die Indikation „Augenprobleme" haben wir bereits einige Male besprochen. Die Einschränkung des Sehens ist nicht nur wörtlich gemeint, sondern bezieht sich auch auf die seelisch-geistige Schau. Diesmal unterscheidet Hildegard die körperliche Sicht sogar ausdrücklich: „Wenn die Augen dunkel werden oder wenn die Augen auf irgendeine andere Weise, beispielsweise ein Augengeschwür, erkranken (…)"

Mit den Herzschmerzen ist hier wahrscheinlich ein ganz bestimmtes Krankheitsbild, nämlich Angina Pectoris, gemeint, denn Hildegard beschreibt genau den dazugehörigen, in die linke Seite ausstrahlenden Schmerz. Dennoch sollte man dabei auch an einen übertragenen Sinn denken. Ist es nicht so, daß im körperlichen Sinne Herzkranke oft zusätzlich anderes „Herzeleid" haben, das ihnen die Krankheit gebracht hat?

Die Magenschmerzen bedeuten in diesem Zusammenhang höchstwahrscheinlich Gastritis oder Magengeschwüre. Die Milz ist bei vielen Infektionskrankheiten mit betroffen. Der Onyx hilft jedoch nur gegen die schmerzende Milz.

Mit dem Fieber sind sicherlich längerwierige und chronische Infektionen gemeint, da die Zubereitung des Heilmittels fünf Tage Vorbereitung erfordert.

Wenn jemand depressiv ist, befindet sich seine Seele in einem tiefen, dunklen Tal, aus dem es manchmal keinen Ausweg zu geben scheint. Der Onyx hilft dabei, die kreisenden Gedanken, die Antriebs- und Hoffnungslosigkeit, welche die Depression kennzeichnen, zu überwinden.

- Schwächezustände:
  Hildegard gibt nicht genau an, wie der Onyx hier zu verwenden ist. Wahrscheinlich genügt es, ihn bei sich zu tragen, bei Schwächeanfällen in die Hand zu nehmen und sich auf ihn zu konzentrieren. Zusätzlich empfehlen wir Ihnen, bei chronischen Schwächezuständen täglich einige Tropfen Onyx-Tonikum einzunehmen.
- Augenprobleme:
  Legen Sie einen Onyx in ein mit Wein gefülltes Metallgefäß (Eisen oder Kupfer) und lassen Sie ihn bis zu einem Monat lang darin, damit er den Wein imprägniert. Das Tonikum, das Sie erhalten, ist ein ausgezeichnetes (äußerlich anzuwendendes) Augenheilmittel.
- Herzschmerzen:
  Erwärmen Sie etwas Wein und halten Sie einen Onyx über den Dampf, bis der Stein beschlägt und das Wasser wieder von ihm abtropft. Legen Sie ihn dann in den Wein und trinken Sie sogleich.
- Magenschmerzen:
  Bereiten Sie Wein wie oben angegeben, und kochen Sie anschließend mit diesem Wein sowie mit Mehl und Eiern eine Suppe. Wenn Sie einige Tage lang davon gegessen haben, wird sich Ihr Magen wieder besser fühlen.
- Erkrankungen der Milz:
  Wiederum wird Wein zubereitet wie oben angegeben, und damit dann Ziegen- oder Lammfleisch gebeizt. Durch den Genuß dieses Fleischs werden die Milzprobleme geheilt.
- Starkes Fieber:
  Legen Sie den Onyx für fünf Tage in Weinessig ein. Nachdem Sie danach den Stein wieder entfernt haben, würzen Sie alle Speisen mit diesem Essig.
- Depressionen:
  Tragen Sie stets einen Onyx bei sich. Nehmen Sie ihn öfters in die Hand und konzentrieren Sie sich auf seine positive Kraft. Um die Wirkung zu verstärken, stecken Sie den Stein in den Mund.

Prasem

Der Prasem ist mineralogisch gesehen einfach ein lauchgrüner Quarz; wegen seiner Farbe nennt man ihn auch Smaragdquarz. In der Edelsteinmedizin – und natürlich auch bei Hildegard – hat der Prasem jedoch eine ganz eigene Charakteristik.

Hildegard verordnet den Prasem gegen brennendes Fieber und bei blauen Flecken. Mit den brennenden Fiebern sind bei Hildegard wohl alle Hautausschläge gemeint, die mit einem brennenden Gefühl und Rötung der Haut einhergehen. Dafür kommen beispielsweise Röteln und Masern in Frage, aber auch allergische Ausschläge. Bei blauen Flecken, Prellungen und Quetschungen hilft der Prasem gegen die Schmerzen, nicht aber gegen den Bluterguß.

Anwendungen:

- Hautausschläge:
  Umhüllen Sie einen Prasem mit etwas (Roggen-)Brotteig, den Sie in ein Leinentüchlein wickeln und legen Sie dieses Säckchen dann drei Tage und Nächte lang auf Ihren Bauch, etwas oberhalb des Nabels.
- Prellungen:
  Stellen Sie eine Salbe aus Fett, Salbei und Rainfarnkraut her. Geben Sie den Prasem zu dieser Mischung und erwärmen Sie sie. Bestreichen Sie anschließend die schmerzenden Stellen dick mit der Salbe und legen Sie außerdem den Stein darauf.

Rubin

Der Rubin ist die rote Varietät von Korund. Den blauen Korund dagegen kennen wir als Saphir. Die Korunde sind nach den Diamanten die härtesten natürlich vorkommenden Stoffe. Es ist nicht immer leicht, in mittelalterlichen Texten herauszufinden, was die angegebenen Materialien denn nun eigentlich sind. So verhält es sich auch beim Rubin, der als Karfunkelstein (carbunculus) bezeichnet wird. Dies wäre noch kein Problem, doch leider ist auch der Granat – ein ganz anderer Stein – ein Karfunkel. Hildegard meint aber wohl den echten Rubin, da sie die extreme Seltenheit des Steins hervorhebt. Sie schreibt dem Rubin eine ganz besonders starke Kraft zu und sagt ausdrücklich, daß diese vorsichtig zu handhaben sei. Bei folgenden Problemen hilft der Rubin: fieberhafte Erkrankungen, Kopfschmerzen, Schimmelpilz, Launenhaftigkeit.

Was die fieberhaften Erkrankungen betrifft, so wird nicht weiter differenziert. Der Rubin senkt das Fieber – je höher das Fieber, desto besser entfaltet sich die Kraft des Steins. Am besten zeigt sie sich, wenn das Fieber mit Schüttelfrost einhergeht. Dann wärmt und kühlt der Rubin zugleich.

Nicht nur gegen einfache Spannungskopfschmerzen, sondern gerade bei chronischen Kopfschmerzen bis hin zur Migräne hilft der Rubin.

Bezüglich des Schimmels wendet Hildegard den Rubin eigentlich nur an, um Kleidung haltbarer zu machen, was heute wohl kein Problem mehr darstellt. In ihren Schriften ist die Rede von „Kleidung und anderen Dingen". Sie können also mit dem Stein auch Lebensmittel haltbarer machen. In den letzten Jahren erhöht sich auch die Anfälligkeit für Pilzinfektionen immer weiter. Doch häufig ahnen die Erkrankten gar nicht, daß sie unter Pilzbefall leiden – sie fühlen sich müde, abgeschlagen und werden öfter krank. Möglicherweise hilft der Rubin auch bei diesem Übel.

Bei der Indikation „Launen" spricht Hildegard von „Geistern der Lüfte". Das kann einerseits auf Stimmungsschwankungen bei Wetterveränderungen hinweisen, andererseits auf schlechte Einflüsse durch übelwollende Menschen.

Anwendungen:

● Fieberhafte Erkrankungen:
Legen Sie sich den Rubin um Mitternacht – Hildegard meint, daß dann die Kraft des Rubins besonders stark wäre – auf den Nabel. Ach-

ten Sie darauf, wie seine heilende Energie in Sie hineinstrahlt und das Fieber auflöst. Wenn Sie anfangen, ein leichtes Wärmegefühl durch den Stein zu spüren, entfernen Sie ihn sofort wieder. Hildegard sagt, daß der Rubin so stark ist, daß man ihn nicht zu lange wirken lassen dürfe. Länger als eine Stunde sollten Sie ihn nicht anwenden.

- Kopfschmerzen:
  Legen Sie sich den Rubin so lange auf den Scheitel, bis Sie seine Wärme spüren.

- Schimmelpilze:
  Um Kleidung und Lebensmittel haltbarer zu machen, legt man den Rubin einfach darauf. Wenn Sie unter einer Pilzerkrankung leiden, empfehlen wir Ihnen, sich ein Rubin-Elixier zuzubereiten und davon täglich fünfmal fünf Tropfen einzunehmen.

- Launenhaftigkeit:
  Um schwankende Stimmungen auszugleichen, müssen Sie den Rubin lediglich bei sich tragen und sich ab und zu auf ihn konzentrieren. Dazu nehmen Sie ihn am besten in die Hand und betrachten ihn konzentriert.

Saphir

Der Saphir ist der blaue Zwilling des Rubins. Seine Kraft ist der des Rubins ähnlich. In seinen Wirkungen auf die menschliche Seele ist er allerdings mit kaum einem anderen Edelstein zu vergleichen. Nicht umsonst tragen die christlichen Bischöfe seit über tausend Jahren an ihrer rechten Hand einen Saphirring.

Bei Hildegard von Bingen stellt der Saphir das Symbol der uneingeschränkten Liebe zur Weisheit dar. Er vermag außerdem Augenleiden, Gichtanfälle und Zorn zu heilen, den Verstand, die Erkenntnisfähigkeit und die Intelligenz zu fördern sowie den Magen, Besessenheit und sexuelle Versuchungen zu beruhigen.

Hildegard erwähnt den Saphir bei Augenleiden gleich in zweifacher Hinsicht. Zunächst soll er helfen, wenn das Auge durch ein „Fell" getrübt ist. Solche Augenkrankheiten, bei denen sich ein dünnes Häutchen über das Auge legt, gibt es tatsächlich, man sollte aber auch den Symbolcharakter berücksichtigen: Das Auge trübt sich, wächst zu, und der Blick richtet sich nach innen. Vielleicht sind damit Menschen angesprochen, die sich zu sehr in sich selbst zurückziehen und nicht mehr sehen, was um sie herum wirklich vorgeht. Die andere Stelle, an der Hildegard den Saphir als Heilmittel bei Augenproblemen beschreibt, weist auf tatsächliche Augenleiden hin. Hier ist eindeutig von Schmerzen und Geschwüren an den Augen die Rede – aber es finden sich auch wieder ganz allgemeine Aussagen wie: „(...) oder wenn die Augenkraft schwindet (...)".

Den Gichtanfall beschreibt Hildegard so, daß wenig Zweifel über die Bedeutung dieser Passage (in ihren Schriften) bestehen. Menschen, die einen solchen äußerst schmerzhaften Gichtanfall erleiden müssen, werden froh um die Linderung sein, die der Saphir bringen kann. Möglicherweise hilft er auch bei Migräne – die starken „Schmerzen im Kopf", die den ganzen Körper in Mitleidenschaft ziehen, könnten auch auf dieses Problem hindeuten.

Wenn wir uns aufregen und zornig werden, schaden wir uns damit praktisch immer selbst. Der Saphir hilft uns, unseren Zorn leichter zu beherrschen.

Eines der erstaunlichsten Phänomene in der Hildegardschen Edelsteinmedizin ist wohl die Wirkung des Saphirs auf den menschlichen Verstand. Tatsächlich spricht sie an zwei verschiedenen Stellen von dieser Kraft des Steins: Zunächst gibt sie an, wie der Verstand und die Erkenntnisfähigkeit mit dem Saphir klarer gemacht werden können, und später zeigt sie, wie jemand, der „dumm" ist, verständig gemacht werden kann. Es dürfte wohl klar sein, daß jemand, der geistig nicht sehr rege ist, mit Hilfe des Saphirs nicht plötzlich Mathematikaufgaben besser lösen kann. Die Wirkung auf den Verstand ist wohl eher so zu verstehen, daß der Stein geistige Blockaden, von denen jeder betroffen ist, auflöst und dadurch die Denkfähigkeit verbessert. Mit dem Verstand muß aber auch nicht ausschließlich der logische, kritische Verstand, sondern kann durchaus auch die soziale und spirituelle Fähigkeit zur Einsicht gemeint sein. In jedem Falle aber ist diese Kraft des Saphirs gerade heutzutage ein wunderbares Heilmittel – in einer Zeit, in der zwar einerseits der

„Verstand" zu regieren scheint, in der aber doch der wahre Verstand, der nicht vom Kopf allein ausgeht, brachliegt.

Daß der Saphir den Magen beruhigt, ist ja nicht weiter aufsehenerregend – interessant ist jedoch, daß diese Wirkung in demselben Satz erwähnt wird wie die Wirkung auf den Verstand. Auch hier haben wir wieder einen Hinweis darauf, daß Körper, Seele und Geist eins sind.

Es ist nicht leicht, die Indikation „Besessenheit" vom heutigen Standpunkt aus zu beurteilen, wenn man auf ihre „wahren" Ursachen zu sprechen kommen will. Wenn wir jedoch die Symptome betrachten, werden solche theoretischen Überlegungen unwichtig. Denn klar ist, daß ein „Besessener" unter Einflüssen, die seinen Geist und seine Seele betreffen, leidet. Hier bietet der Saphir Hilfe.

Wem es schwerfällt, seinem Partner treu zu bleiben, wird froh sein, wenn er entdeckt, daß ihm der Saphir helfen kann. Gerade für denjenigen, der sich dafür entscheidet, vor der Ehe keinen Geschlechtsverkehr zu haben, kann dieser Stein von großer Bedeutung sein.

Anwendungen:

- Augenleiden:
  Gegen ein Häutchen, das sich auf den Augen bildet, empfiehlt Hildegard, einen Saphir in der Hand zu erwärmen, ihn durch Anhauchen zu befeuchten und damit dann das Häutchen zu berühren. Dies soll drei Tage lang morgens und abends gemacht werden. Bei Schmerzen und Geschwüren der Augen soll man den Saphir in den Mund nehmen. Wichtig ist, daß man dabei nüchtern ist. Man nehme dann den Stein wieder in die Hand und befeuchte mit dem Speichel, der an ihm haftet, das schmerzende Auge.
- Gichtanfälle:
  Behalten Sie den Saphir im Mund, bis die Schmerzen nachlassen.
- Zorn:
  Zorn hängt laut Hildegard immer mit Gicht zusammen. Stecken Sie also den Stein einfach in den Mund, wenn Sie Zorn in sich aufsteigen fühlen.
- Stärkung des Verstandes:
  Nehmen Sie den Saphir kurz in den Mund und wärmen Sie etwas

Wein an. Halten Sie dann den Stein über den dampfenden Wein, bis er beschlägt und sich Tropfen bilden, die in den Wein fallen. Lecken Sie den Stein ab und trinken Sie einige Schlucke von dem Wein. Diese Methode eignet sich vor allem für Menschen, die an sich schon über einen klaren Verstand verfügen. Für Menschen, bei denen der Intellekt nicht so stark ausgeprägt ist, sollte eine etwas andere Vorgehensweise gewählt werden: Häufiges Bestreichen der Zunge mit dem Saphir soll die Blockaden, die das Ausschöpfen des geistigen Potentials verhindern, beseitigen.

- Magen:
Halten Sie sich an die erste Anweisung zur Stärkung des Verstandes.
- Besessenheit:
Betten Sie den Saphir in reines Bienenwachs und umhüllen Sie dies mit chemisch unbehandeltem Leder. Diesen Lederbeutel hängen Sie sich dann um den Hals.
- Sexuelle Versuchungen:
Stellen Sie mit der Tropfenmethode ein Saphir-Tonikum her. Geben Sie immer dann, wenn Sie den Trieb stärker fühlen, als es Ihnen lieb ist, einige Tropfen davon auf die Zunge.

Smaragd

Der grüne Smaragd ist wie der Aquamarin, eine Varietät des Berylls. Ihre Heilkraft läßt sich aber keineswegs miteinander vergleichen, sondern unterscheidet sich deutlich voneinander.

Der Smaragd ist ein sehr wirkungsvoller Edelstein, den Hildegard bei folgenden Beschwerden verschreibt: Schwächezustände, Herzinfarkt; Krankheiten, die in Schüben verlaufen; Epilepsie, Verschleimung und eitrige Entzündungen der Haut.

Hildegard sagt, der Smaragd helfe bei *allen* Schwächezuständen – er ist also kein Heilmittel gegen eine bestimmte Krankheit, sondern eine Art „Lebenselixier", das dem Körper wieder Lebensenergie zuführt. *Alle* Schwächezustände bedeutet wohl auch, daß der Stein nicht nur hilft, wenn das Fleisch, sondern auch, wenn der Geist schwach wird, also wenn wir zweifeln und zaudern. Überdies umfaßt die Heilwirkung des Smaragds wohl auch – in modernen Worten ausgedrückt – eine Stärkung des Immunsystems. Zu dieser Indikation paßt auch die, daß der Stein Menschen hilft, die vor kurzem einen Herzinfarkt erlitten haben.

Bei Krankheiten, die phasenweise verlaufen – z.B. Malaria, aber auch viele Infektionen – nimmt der Smaragd der Krankheit die Spitzen. Dazu paßt auch, daß die Heilige Hildegard ihn gegen Epilepsie verschreibt. Im Gegensatz zum Achat, der die Anfallshäufigkeit verringert, wirkt der Smaragd auf die Schwere der Anfälle. Sie werden mit seiner Hilfe allmählich weniger stark und die häufig darauffolgende Ohnmacht geht schneller vorbei. Außerdem verordnet Hildegard diesen Stein bei akuten Anfällen.

Mit „Verschleimung" sind alle Krankheiten gemeint, bei denen in Mund, Rachen und Atemwegen eine vermehrte Schleimabsonderung stattfindet. Auch bei Raucherbeschwerden ist der Smaragd hilfreich – wenn auch nicht so, wie wenn man sich das Rauchen abgewöhnte. „Schleim" heißt auf griechisch „phlegma" und auch das lateinische Wort „flecma", das Hildegard verwendet, leitet sich daraus ab. Laut der Säftelehre war nämlich die Ursache für die Trägheit des Phlegmatikers der Schleim. Der Smaragd hilft also auch diesen Menschen, ihre Antriebslosigkeit zu überwinden. Daß Hildegard auch jenen „Schleim" meint, wird deutlich, wenn sie davon spricht, daß das Smaragdheilmittel das *„Hirn reinigt"*.

Hildegard schreibt von „vermiculi", also „Würmchen", die den Menschen befallen und von Geschwüren. Möglicherweise sind mit den Würmern nur die eitrigen Ausflüsse eines Abszesses, eventuell aber auch Parasiten gemeint. Sicher ist jedoch, daß Hildegard sich auf Hauterscheinungen bezieht.

Anwendungen:

● Schwächezustände:
Tragen Sie den Smaragd immer bei sich und nehmen Sie ihn in die Hand oder in den Mund, wenn Sie spüren, daß sich eine Schwäche ankündigt.

- Nach einem Herzinfarkt:
  Auch hier hilft es, einen Smaragd bei sich zu tragen. Der Stein sollte ständig Hautkontakt haben, am besten möglichst nahe am Herzen.
- Schubweise verlaufende Krankheiten:
  Wann immer sich ein Krankheitsschub ankündigt, nehmen Sie den Smaragd kurz in den Mund.
- Epilepsie:
  Bei einem akuten Anfall soll dem Betroffenen laut Hildegard ein Smaragd in den Mund gesteckt werden. Da ein Epileptiker dann jedoch unkontrollierte Bewegungen – auch mit dem Kiefer – macht, ist diese Anweisung so zu verstehen, daß der Stein erst gegeben werden soll, wenn der Kranke ohnmächtig ist. Natürlich muß man immer noch darauf achten, daß er ihn nicht verschluckt. Da dies ein heikles Unterfangen ist, empfehlen wir lieber zur Vorbeugung der Anfälle ein Smaragd-Elixier, von dem täglich fünfmal drei Tropfen eingenommen werden sollen. Dadurch wird die Stärke der Anfälle verringert.
- Verschleimung:
  Erwärmen Sie etwas Wein und gießen Sie diesen dann durch ein Leintuch, auf das Sie einen Smaragd gelegt haben, in ein Glasgefäß. Wiederholen Sie den Vorgang etliche Male, so als wollten Sie Heilkraft aus dem Stein waschen. Mit dem Wein und Bohnenmehl bereiten Sie dann eine Suppe, von der Sie täglich essen, und dazu trinken Sie den heilkräftigen Wein.
- Eitrige Entzündungen:
  Binden Sie ein Leintuch über die befallenen Stellen, legen Sie einen Smaragd darauf und darüber weitere Leintücher. Nach drei Tagen hat der Stein meist die Krankheitserreger besiegt.

Topas

Der Edelstein ist chemisch gesehen ein Aluminiumsilikat mit Fluoranteil – die Summenformel lautet $Al_2[F_2/SiO_2]$. Doch – Sie ahnen es sicher bereits – dies besagt über die Heilkraft des Steins mal wieder überhaupt nichts. Ein Topas kann vielerlei verschiedene Farben haben – gelb, blau, grün oder violett –, und außerdem gibt es noch eine ganze Reihe falscher Topase, so ist beispielsweise der „Rauchtopas" einfach ein dunkler Bergkristall. Hildegard meint, wenn sie vom Topas spricht, ausschließlich den echten, gelben Topas. Für Heilzwecke müssen Sie sich also in einem entsprechenden Geschäft einen solchen besorgen.

Die chemische Formel verrät uns auch nicht, weshalb der Topas etwas so Besonderes ist. Hildegard sagt in ihrer vierten Vision in ihrem Werk „sci vias – Wisse die Wege", daß das Zelt (gemeint ist die Seele) auf einem Fundament aus Topas – der Gnade Gottes – gegründet ist. Sie verwendet den Stein für eine ganze Menge unterschiedlichster Indikationen zunächst ganz allgemein zum Schutz von Körper, Seele und Geist sowie zum Schutz vor Anfechtungen, Vergiftungen, verdunkelten Augen, Aussätzigkeit und „innerer Fäulnis".

Die allgemeine Schutzwirkung ist einer der seltenen Fälle, in denen Hildegard ein Gebet mit der Anwendung des Steines verbindet. Es lautet: „Deus qui super omnia et in omnibus magnificatus est, in honore me suo me non abjicat sed in benedictione me conservet, confirmet et constituat." Übersetzt bedeutet das: „Gott, dessen Größe in allem und jeglichem offenbar ist, möge mich zu seiner Ehre nicht verstoßen, sondern durch seinen Segen erhalten, bestärken und erbauen." Mit dieser Affirmation liefert der Stein Kraft für den gesamten Tag. Versuchungen werden leichter überwunden, so daß man sich nicht zu Dingen hinreißen läßt, von denen man „späterhin Verdruß haben könnte".

Auch die folgende Indikation – „Anfechtungen" – geht in diese Richtung. In Hildegards Schriften steht das mittelhochdeutsche Wort „fechnisse", was man wohl am besten mit „Anfechtungen", also Versuchungen, übersetzt. Andere lesen eine physische Vergiftung daraus, was insofern verständlich ist, als Hildegard im Anschluß genauer auf Vergiftungen von Speisen und Getränken eingeht. Allerdings verwendet sie dabei Wörter, die eine seelische Vergiftung ebenso nahelegen wie eine körperliche. Tatsächlich haben Menschen diese Wirkung des Topas testen wollen und dabei feststellen müssen, daß der Stein nicht auf vergiftete Nahrung reagiert. Er soll dann nämlich „schwitzen" – auch hier liegt möglicherweise ein Mißverständnis vor, denn der Topas selber wird keine Flüssigkeiten absondern – und wenn Sie noch soviel Gift ins Essen geben! Wahrscheinlich ist eher eine Wirkung des Steins auf den Körper zu beobachten: Er bewirkt verstärktes Schwitzen. Dies kann man so erklären, daß der Topas unsere intuitive Wahrnehmung sensibilisiert und wir dadurch sofort erkennen, ob uns etwas guttut oder nicht. Wenn wir also schon wissen, daß Gift im Essen ist, brauchen wir auch keine Sensibilität mehr, um es herauszufinden. Überhaupt neigen wir eher zu der Ansicht, daß Hildegard weniger die sehr starken, sofort wirksamen Gifte in der Nahrung meint, sondern eher schleichende Vergiftungen – ein Thema, das heute angesichts der Vergiftung unserer Lebensgrundlagen wieder hochaktuell ist.

Über die Bedeutung der verdunkelten Augen haben wir schon bei anderen Steinen gesprochen. Der Topas wirkt in spiritueller Hinsicht ganz besonders stark und öffnet uns den Blick.

Bei der Indikation „Aussätzigkeit" ist jedenfalls nicht die berüchtigte Lepra gemeint. Im Mittelalter wurde nicht zwischen der damals unheilbaren Lepra und anderen Hautkrankheiten unterschieden. Die Wirkung des Topas bei vielen Hautkrankheiten – die ja oft auch psychische Ursachen haben – ist verblüffend.

Bei der letzten Indikation spricht Hildegard von „innerer Fäulnis". Körperlich interpretiert, sind damit wohl innere Entzündungsherde gemeint. Aber inzwischen dürfte klar sein, daß diese Bezeichnung auch auf seelische Vorgänge hindeutet.

Anwendungen:

- Allgemeine Schutzwirkung:
  Nehmen Sie gleich morgens nach dem Aufstehen einen Topas zur Hand, drücken Sie ihn auf Ihr Herz und sprechen Sie das zuvor erwähnte Gebet.
- Anfechtungen und Vergiftungen:
  Tragen Sie einen Topas bei sich auf der Haut. Wenn Sie überprüfen wollen, ob Speisen und Getränke Ihnen guttun, halten Sie den Stein an die Nahrungsmittel und achten Sie auf Ihre Gefühle. Wenn Ihre Finger, die den Topas halten, schwitzen, so ist das ein Zeichen dafür, daß Sie von dieser Speise oder diesem Getränk Abstand nehmen sollten.

- Verdunkelte Augen:
  Legen Sie einen Topas 36 Stunden lang in Wein ein. Nehmen Sie an den folgenden fünf Tagen abends vor dem Schlafengehen den Stein heraus und bestreichen Sie damit Ihre Augen. Alle fünf Tage müssen Sie den Wein erneuern.

- Aussätzigkeit:
  Erhitzen Sie einen Ziegelstein und legen Sie Haferstroh darauf. In den aufsteigenden Dampf halten Sie den Topas, bis er beschlägt. Dann bestreichen Sie damit die befallenen Hautstellen. Zusätzlich bereiten Sie sich ein Hautöl aus 2/3 Olivenöl und 1/3 Veilchensaft, mit dem Sie die Haut oft einreiben.

- Innere Fäulnis:
  Der Topas wird für fünf Tage in Maulbeerwein eingelegt. Danach nehmen Sie ihn heraus und kochen den Wein auf. Über den Dampf halten Sie den Stein, bis er beschlägt und das Kondenswasser zurück in den Wein tropft. Legen Sie dann den Stein noch für eine Stunde in das warme Getränk. Mit diesem Wein bereiten Sie sich eine Suppe oder eine fettfreie Brühe.

Kapitel 6:
Hildegard-Medizin bei psychischen Problemen

Aggressionen

Streit, Zerstörung, Krieg und Kampf – das sind Beispiele für die unangenehmen oder gar verheerenden Folgen, die Aggressionen nach sich ziehen können. In jedem von uns schlummern Aggressionen. Selbst der friedfertigste Mensch kann an seiner schwachen Stelle „zur Weißglut" gebracht werden. Den meisten Menschen ist klar, daß Aggressionen zu nichts Gutem führen. Wenn wir zornig werden, passiert das kaum aus ruhiger Überlegung heraus, sondern bricht unkontrolliert aus uns hervor. Hier haben wir einen von den „bösen Geistern", von denen Hildegard spricht.

Gibt es denn irgendein Problem, das sich mit Aggressionen leichter lösen ließe als mit Ruhe und Geduld? Gerade die Geduld ist *die* Tugend, die Hildegard gegen Aggressionen empfiehlt. Vielleicht kennen Sie ohnehin einige Hausmittel gegen Aggressionen, beispielsweise den Tip, erst einmal still bis zehn zu zählen, wenn man sich aufregt?

Wenn Sie zu Ungeduld und Aggressionen neigen, können Sie Ihre seelische Entwicklung besonders durch die Übung in Geduld in eine positive Richtung lenken. Das klingt natürlich leichter, als es ist. Beginnen Sie mit kleinen Schritten: Nehmen Sie sich für Ihre alltäglichen Tätigkeiten ein wenig mehr Zeit, zählen Sie ruhig bis zehn, wenn Sie anfangen sich aufzuregen, holen Sie ab und zu einmal tief Luft und sprechen Sie ein kleines Gebet oder eine Affirmation.

Es gibt auch in der Edelsteinmedizin Hildegards[1] ein gutes Mittel gegen Aggressionen: den Aquamarin. Er ist – wie bereits erwähnt – der

---

1 Schlagen Sie zu den einzelnen Steinen bitte im Kapitel „Die Hildegard-Edelsteinmedizin" nach. Dort finden Sie nicht nur die genauen Indikationen und Anwendungsvorschriften, sondern auch Tips zur Zubereitung von Elixieren und Tonika, die unserer Erfahrung nach bei den hier angegebenen Problemen besonders gut wirken.

Stein, der „innere Gifte" abwehrt, und dazu gehören eben auch Aggressionen. Aber neben dem Aquamarin sind auch andere Edelsteine bei Aggressionen hilfreich: der Chalcedon (gegen Jähzorn), der Chrysopras (gegen Zorn), der Diamant (gegen „stille Aggression") und der Saphir. Bereiten Sie sich aus einem oder mehreren dieser Steine ein Elixier, von dem Sie dreimal täglich und nach Bedarf ein paar Tropfen einnehmen.

Hildegard kennt aber auch Pflanzenmittel gegen Aggressionen. Das beste ist wohl die Kastanie. Hildegard empfiehlt, sich aus Blättern und den Schalen der Kastanien ein Dampfbad zu bereiten.

Ängste

Ängste sind etwas ganz Natürliches. Sie warnen uns vor Gefahren und schützen uns vor Verletzungen. Wenn wir überhaupt keine Angst mehr hätten, könnten wir gar nicht überleben – denn was hielte uns dann davon ab, lebensgefährliche Wagnisse einzugehen? Angst ist also nicht in jedem Fall negativ.

Nun leben wir aber heute nicht mehr im Urwald und es gibt kaum noch natürliche Gefahren, die uns bedrohen. Das moderne Leben bringt zwar auch Gefahren mit sich, doch in der Hauptsache sind die Ängste, die uns heute „bedrohen", eher irrational und uns in unserer Entwicklung hinderlich.

Welchen Sinn hat beispielsweise die Angst vor Mäusen oder Spinnen? Diese Tierchen haben in unseren Breiten sicherlich kein Menschenleben auf dem Gewissen, und doch fürchten sich viele Menschen vor ihnen. Auch die Angst vor Dunkelheit ist weit verbreitet. Um festzustellen, ob eine Angst sinnvoll ist oder nicht, müssen wir nur kurz überlegen, was wohl geschähe, wenn wir sie nicht hätten. Schnell zeigt sich dann, daß die Ängste, die uns quälen, ihre Ursache nicht wirklich in den äußeren Gegebenheiten haben, sondern aus uns selbst entstehen.

Angst ist aber in jedem Fall ein schlechter Lehrmeister. Sie läßt uns immer nur eine bestimmte Situation vermeiden, aber sie zeigt uns nicht den richtigen Weg, um diese zu bewältigen. Wenn wir beispielsweise Angst davor haben, mit anderen Menschen zu sprechen, so führt dies meist dazu, daß wir schweigen und uns zurückziehen – doch natürlich ist das nicht die angemessene Lösung! Wir müssen uns unseren Ängsten stellen und sie überwinden, um uns wirklich weiterentwickeln zu können.

In der Edelsteinmedizin der Hildegard von Bingen finden wir mehrere Steine, die dabei helfen, Ängste zu überwinden, wenn auch das Problem „Angst" an keiner Stelle direkt angesprochen wird. Beispielsweise der Chrysolith fördert unsere Entwicklung und unser Erkenntnisvermögen und kann so zur Überwindung von Ängsten beitragen. Auch die beruhigende Wirkung des Onyx auf Augen, Herz und Magen lindert Ängste. Wenn es darum geht, etwas zu sagen, man aber vor Angst stottert oder gar nichts herausbringt, hilft der Chalcedon, der die „Redegewandtheit" wiederherstellt.

Depressionen

Jeder Mensch hat Tage in seinem Leben, an denen er vollkommen traurig und niedergeschlagen ist und kaum weiß, wie es weitergehen soll. Manchmal ist dafür ein bestimmter Grund auszumachen: Ein geliebter Mensch ist gestorben, eine Aufgabe ist nicht geglückt oder man spürt deutlicher als sonst, daß man älter wird. Bei einer solchen *reaktiven* Depression weiß der Betroffene immerhin, woran es ihm fehlt und kann daher leichter herausfinden, wie er seine Traurigkeit wieder überwinden kann. Mitunter überkommt manche Menschen aber wie aus heiterem Himmel eine unerklärliche, tiefe Traurigkeit. Sie empfinden dann auch noch häufig, daß niemand sie zu verstehen scheint.

Ein wenig Traurigkeit gehört zu unserem Leben, doch wenn wir uns selbst darin verlieren, können wir nichts gewinnen. Depressionen sind äußerst unproduktiv und halten uns davon ab, uns weiterzuentwickeln. Doch es ist für den Betroffenen zunächst einmal gar nicht so einfach, gegen seine Traurigkeit anzugehen. Eines der Kennzeichen einer Depression ist gerade die Antriebslosigkeit. Damit steckt der Betroffene in einem Teufelskreis: Er müßte etwas tun, um die Depression zu überwinden – gerade das ist ihm aber aufgrund der Depression unmöglich, was ihn noch trauriger macht.

Trauer, Melancholie und Depressionen sind anscheinend schon im Mittelalter weit verbreitet gewesen, denn Hildegard zählt eine ganze Reihe von Heilmitteln gegen diese Probleme auf. Wie bei allen seelischen Problemen, wirken – zumindest auf Dauer gesehen – Edelsteine am besten. Der wichtigste Stein bei Depressionen ist der Onyx. Nehmen Sie ihn einfach öfters in die Hand oder auch in den Mund. Einige andere Edelsteine sind aber ebenfalls hilfreich gegen schwermütige Stimmungen. Am sinnvollsten ist, Sie probieren aus, auf welchen Stein Sie persönlich am besten ansprechen. Versuchen Sie es mit dem Aquamarin, dem Chrysolith und dem Jaspis. Auf jeden Fall sollten Sie auch den Smaragd verwenden, der zwar nicht direkt gegen Depressionen hilft, aber dazu beiträgt, die Antriebslosigkeit zu überwinden.

Eine vollständige Hildegard-Kur gegen Depressionen bedarf allerdings noch weiterer Mittel. Drei davon, die sich als besonders wirksam erwiesen haben, möchten wir Ihnen hier vorstellen:

- Backen Sie viel mit *Muskatnuß*: Sie ist ein sehr heilkräftiges Gewürz, das zu vielen Speisen paßt; sogar Gebäck können Sie damit würzen.
- *Veilchen und Ysop in Wein*: Bringen Sie Wein zum Kochen, geben Sie Veilchen und Ysop hinzu und schmecken Sie das Ganze mit Süßholz ab. Dieses Getränk schmeckt nicht nur gut, sondern ist auch ein hervorragendes Heilmittel gegen Melancholie.
- *Einreibungen mit Fenchelsaft:* Pressen Sie sich etwas Fenchelsaft aus und reiben Sie ab und zu Stirn, Schläfen, Herz und Bauch damit ein.

Konzentrationsstörungen

Alles, was wir bewußt tun wollen, verlangt uns ein gewisses Maß an Konzentration ab. „Sich konzentrieren" heißt, seine Kräfte auf ein Ziel hin richten. Dies kann so gering sein, wie den Abwasch zu machen oder so hoch, wie die Seligkeit zu erlangen. Aber die Konzentration ist nicht nur ein „Mittel zum Zweck" – konzentriert und bewußt zu leben stellt in sich selbst ein Ziel dar. In der rechten Meditation und dem tiefen Gebet ist die Konzentration vollkommen. Die Einheit mit Gott und dem Universum wird in vollkommener Konzentration erreicht. Deshalb spielt die Meditation, die eben die höchste Konzentration bedeutet, in allen Religionen eine so große Rolle.

Wenn wir etwas konzentriert tun, geschieht dies mit ganzem Herzen, mit Hingabe. Und nur, wenn wir uns an etwas hingeben, können wir es auch wirklich gut machen. Manchmal aber fällt es schwer, sich zu konzentrieren. Immer wieder kommen Gedanken und Gefühle hoch, kreisen in unserem Kopf und lenken uns von dem ab, was wir eigentlich tun wollen. Besonders dann, wenn es um unsere seelische Entwicklung geht, sollten wir uns darum kümmern, unsere Konzentration zu vertiefen. Natürlich ist dies auch im Alltag, beispielsweise in Schule und Beruf, von Bedeutung. Aber sind Alltag und spirituelle Entwicklung wirklich voneinander zu trennen? Im Grunde sollten wir *alles* bewußt und konzentriert tun – denn jede Tätigkeit kann zur seelischen Übung werden, wenn man sie mit der richtigen Geisteshaltung ausführt.

Konzentration kann man trainieren, aber das erfordert schon einige Geduld. Hildegard hat in ihrer Naturapotheke Hilfsmittel parat, die es uns erleichtern, uns auf die Ziele zu konzentrieren, die uns wirklich am Herzen liegen. Einige Edelsteine, insbesondere der Hyazinth, unterstützen uns auf unserem Weg. Der Stein hilft besonders dann, wenn uns Sinnestäuschungen ablenken, aber auch wenn sexuelle Begierden von uns Besitz ergreifen wollen. Außerdem ist die Anwendung von Topas und Saphir bei Konzentrationsstörungen zu empfehlen.

Um die Konzentration zu stärken, rät Hildegard, gekochte Maroni zu essen. Wenn Sie längere Zeit hindurch konzentriert „arbeiten" müssen – beispielsweise auch auf längeren Autofahrten – helfen Einreibungen auf Brust und Schläfen mit Brennesselsaft, den Sie mit Olivenöl mischen.

Negative Gedanken

Starke Hemmnisse auf unserem Weg sind negative Gedanken und Gefühle wie Neid, Zorn, Eifersucht, Selbstzweifel und viele andere. Mögen sie auch noch so unterschiedlich sein – eines haben sie alle gemeinsam: Sie beanspruchen unseren Geist ohne irgend etwas Positives für uns zu bewirken. Das ist das Hauptmerkmal negativer Gedanken: Sie bringen uns nicht weiter – ganz im Gegenteil!

Gerade unsere Gesundheit wird oft von negativen Gedanken in Mitleidenschaft gezogen. Immer wenn sich jemand vorsagt: „Ich werde bestimmt nicht gesund" oder „Ich kann ja nur abwarten", schadet er damit seiner Gesundheit, da er sein Unterbewußtsein sozusagen wie einen Computer programmiert – und zwar negativ! Das Unterbewußtsein (tiefere Schichten unserer Seele) glaubt nämlich, was wir uns selbst sagen. Wenn wir uns also einreden, daß wir krank werden, erkranken wir tatsächlich leichter. Wenn wir neidisch sind, werden wir immer unzufriedener, oder wenn wir schlecht über andere Menschen denken, werden sie sich uns gegenüber auch weniger liebenswert verhalten.

Zahlreiche Menschen sind sich sogar darüber im klaren, daß sie vieles zu negativ sehen, doch derartige Gedanken und Gefühle drängen sich einfach immer wieder ins Bewußtsein. Auch Hildegard kannte dieses Problem und empfahl die entsprechenden Heilmittel. An erster Stelle steht natürlich wieder ein Edelstein: Der Achat, so erklärt sie, hilft gegen die „Nattern" – also die bösen Kräfte –, die in uns wirken und unsere Gedanken und Gefühle von den positiven Kräften unserer Seele ablenken. Auch der Chrysolith, der Chrysopras und der Rubin stellen wirksame Heilmittel gegen negative Gedanken dar. Aus bis zu drei dieser Edelsteine können Sie sich ein Elixier bereiten, das Sie davor schützt.

Für die Ernährung empfiehlt Hildegard, möglichst viel mit Muskatnuß zu würzen, da dieses negative Gedanken vertreibt.

Nervosität

Menschen, die unter Nervosität leiden, sind körperlich und psychisch leichter erregbar als andere. Sie regen sich schnell auf, neigen zu unnötiger Eile und Hektik und setzen generell viel mehr Energie ein, als notwendig wäre und als ihnen guttut. Ständig haben sie das Gefühl, etwas zu verpassen, klagen aber andererseits darüber, daß sie viel zu viel um die Ohren haben.

Diese ständige Übererregung bei nervösen Menschen vergeudet Energie, was dazu führt, daß sie schnell ermüden. Der Überschuß an Energie wird auf die Sinnesorgane gelenkt, so daß sie äußerst empfindlich auf alle Sinnesreize, auf Wetterveränderungen, Erdstrahlen und andere Kräfte reagieren, was körperliche und seelische Symptome nach sich zieht. Nervöse Menschen leiden daher häufiger als andere unter Müdigkeit, Schlafstörungen, Verdauungsproblemen, Herzklopfen, Kopfschmerzen und Stimmungsschwankungen. Die ablehnenden Reaktionen ihrer Mitmenschen machen ihnen dann noch zusätzlich zu schaffen. All diese Probleme sind jedoch sekundär, d.h. sie sind allesamt „Nebenwirkungen" der Nervosität.

Für die Arbeit an sich selbst können nervöse Menschen jedoch einen großen Vorteil für sich verbuchen: Sie verfügen über ein großes Maß an innerer Kraft. So kommt es für sie lediglich darauf an, ihre Energie in die richtigen Bahnen zu lenken. Neben Meditation und Gebet können auch einige Hildegard-Mittel hilfreich auf diesem Weg sein. Insbesondere zwei Edelsteine sind bei Nervosität zu empfehlen: der Bergkristall, der Herz und Augen – also die Gefühle und die Wahrnehmung – öffnet und der Chrysopras, der gegen das „innere Gift" hilft. Außerdem hat sich auch das Kauen von Pfefferkörnern als sehr hilfreich erwiesen. Am besten verwenden Sie grünen Pfeffer, der aus gesundheitlicher Sicht am wertvollsten ist und außerdem am wenigsten scharf ist.

Selbsttäuschung

„Erkenne dich selbst!" – das war schon für die Philosophen des alten Griechenland ein wichtiger Schritt auf dem Weg zur Vollkommenheit. Nur allzuoft nehmen wir es jedoch mit der Selbsterkenntnis nicht so genau und geben uns mit einem oberflächlichen Blick zufrieden, was dann nur einer Selbsttäuschung gleichkommt.

Welche Ziele verfolgen wir in unserem Leben? Warum? Weshalb tun wir das, was wir tun? Dient es wirklich unseren Zielen? Wenn wir versuchen, uns diese Fragen vollkommen offen und ehrlich zu beantworten, dringen wir bald an unsere äußersten Grenzen vor. Daraus ergeben sich weitere Fragen, die möglicherweise so unangenehm sind, daß wir ihnen lieber ausweichen und zurück in die Selbsttäuschung flüchten. Wir müssen also abwägen, wieviel Selbsterkenntnis wir „riskieren" wollen. Allerdings ist sie nicht nur der erste, sondern auch der wichtigste Schritt zur „Besserung" – in jeder Hinsicht.

Selbsttäuschungen zu überwinden erfordert also zunächst einmal ein wenig Kraft; doch die aus der Selbsterkenntnis entstehenden Vorteile machen den Einsatz mehr als wett. Wenn es Ihnen schwerfällt, sich selbst objektiv zu betrachten oder richtig einzuschätzen – wenn Sie beispielsweise glauben, mehr oder weniger leisten zu können, als es tatsächlich der Fall ist –, können Sie auf Hildegards Heilmittel als Hilfe zurückgreifen.

Das vielleicht wirksamste Mittel gegen Selbsttäuschungen ist der Hyazinth, ein Edelstein, der die „inneren Augen" öffnet und vor Täuschungen schützt. Der Chrysolith ergänzt dessen Wirkung. Bereiten Sie sich ein Elixier aus diesen beiden Steinen und nehmen Sie davon regelmäßig morgens gleich nach dem Aufwachen und abends vor dem Schlafengehen drei bis fünf Tropfen ein.

Suchtprobleme

Wenn jemand an Süchte denkt, fallen ihm meist zuerst die illegalen Rauschmittel Haschisch, LSD oder Heroin ein, obwohl von den legalen Rauschmitteln wie Alkohol oder Nikotin noch viel mehr Menschen abhängig sind. Und an die alltäglichen Abhängigkeiten und schlechten Gewohnheiten denken die wenigsten. Ob wir nun Drogen zu uns nehmen, uns sinnlos in Arbeit stürzen, unsere Zeit vor dem Fernseher totschlagen oder uns mit Nahrungsmitteln füllen, bis wir aus allen Nähten platzen – all dies dient nur dem einen Zweck, nämlich, der Realität zu entfliehen. Das Problem liegt nun einerseits darin, daß diese Flucht nur für begrenzte Zeit gelingt und dann die Schwierigkeiten, denen man entkommen wollte, nur um so größer erscheinen. Und andererseits behindert das Anhaften an irgendwelchen Substanzen oder Verhaltensweisen unsere seelische Entwicklung.

Wir alle sind von irgend etwas abhängig. Dabei gibt es natürlich auch gute Angewohnheiten, derer wir uns selbstverständlich nicht entledigen sollten. Doch bei allem, was wir tun, sollten wir darauf achten, daß es nicht zum Selbstzweck wird. So gut es beispielsweise ist, zu beten oder zu meditieren, so schädlich wird es, wenn es nur noch mechanisch und zwanghaft geschieht. In diesem Sinne sollten wir uns von allen Gewohnheiten befreien: indem wir mehr aus voller Bewußtheit, denn aus bloßer Gewohnheit handeln – andernfalls sollten wir diese Handlung lieber unterlassen.

Hildegard hat natürlich auch für das Problem der Abhängigkeit mehrere Heilmittel zu bieten, die es uns erleichtern, uns davon zu lösen. Drei Edelsteine können bei Suchtproblemen helfen; allerdings hängt hier die Wahl des Steins von der Persönlichkeit des Betroffenen ab:

Der *Diamant*: für Menschen, die sich anderen nur schwer mitteilen können und sich in eine innere Traumwelt zurückziehen. Sie greifen oft aus Verzweiflung zu Drogen, werden fanatisch oder klammern sich an andere – mit dem Ergebnis, daß sie gerade diese Menschen, an denen sie hängen, schnell verlieren.

Der *Jaspis:* für Menschen, die eher auf das hören, was andere sagen, statt auf ihre innere Stimme. Sie sind oft leicht dazu zu verführen, sich in Abhängigkeiten zu begeben. Sie greifen nicht aus eigenem Antrieb zu Drogen oder machen sich von Gewohnheiten abhängig, sondern sind so schwach, daß sie sich gegen den Druck anderer nicht durchsetzen können.

Der *Smaragd:* für Menschen, die sich nicht stark genug fühlen, den täglichen Herausforderungen ohne Hilfsmittel zu begegnen. Sie sind meist träge und haben das Gefühl, nichts leisten zu können, leiden aber sehr darunter. Daher probieren sie es auch mit Drogen. Sie erkennen zwar bald, daß sie das auch nicht weiterbringt, sind aber zu schwach, um sich ohne weiteres wieder aus ihren Abhängigkeiten zu befreien.

Jeder dieser Steine kann entweder zur Herstellung eines Elixiers verwendet oder bei akuten Problemen auch direkt in den Mund genommen werden.

Trägheit

Trägheit ist ein, wenn nicht sogar *das* Hindernis auf unserem Weg. Träge Menschen können aber kaum mit dem Verständnis und Mitgefühl ihrer Mitmenschen rechnen. „Jemand, der träge ist, muß sich doch nur zusammenreißen", glauben viele – manchmal sogar die Betroffenen selbst – und denken nicht daran, daß ja gerade dies das Kennzeichen der Trägheit ist: eben diese Energie, die Dinge anzupacken, *nicht* zu haben.

Wenn der träge Mensch durch eine außergewöhnliche Motivation doch einmal den „inneren Schweinehund" überwindet, spürt er vielleicht zum ersten Mal, daß er etwas leisten und wie schön es sein kann, seine Ziele mit Elan zu verfolgen. Doch leider reicht oft nicht einmal eine solche Erfahrung aus, um die Trägheit dauerhaft zu überwinden. Um uns selbst zu verwirklichen, ist die Überwindung der inneren Trägheit ein Muß.

Besonders träge Menschen wollen häufig, wenn sie gerade einmal eine energiereichere Phase durchleben, mit einem Mal *alles* verändern – meist mit dem Ergebnis, daß sie nach kurzer Zeit völlig ausgelaugt sind und in ihre alte Trägheit zurückfallen. Sie sollten nicht versuchen, ihre Energielosigkeit mit einem willentlichen Gewaltakt zu überwinden; das funktioniert so nicht. Gerade der Träge muß ganz allmählich seine Energie aufbauen.

Ein Heilmittel, das der Trägheit abhelfen soll, muß für den Betroffenen einfach und problemlos anzuwenden sein. Die Edelsteine, die Hildegard beschreibt, sind ganz besonders für Menschen geeignet, die an sich gute Anlagen haben, aber ihr Potential nicht verwirklichen können, da es ihnen an Energie fehlt. Selbstverständlich kann kein Heilmittel einen Menschen von einem Tag auf den anderen völlig „umkrempeln", aber gerade die Hildegard-Mittel wirken in der Tiefe der Seele und erleichtern die notwendige Arbeit an sich selbst – ja, bei dem Problem der Trägheit eröffnen sie oft überhaupt erst die Möglichkeit dazu.

Wie bei Depressionen und negativen Gedanken, so hilft auch bei Trägheit Muskat. Dieses Gewürz ist überhaupt eines der heilkräftigsten. Hildegard empfiehlt, zusätzlich zu Muskat auch viel mit Zimt und Gewürznelken zu würzen.

Triebhaftigkeit

Sicherlich hat die sexuelle Revolution einige Mißstände beseitigt, doch die Erfüllung hat sie uns gewiß auch nicht gebracht. Alles scheint sich heute um Sex zu drehen, ob es nun darum geht, Autos zu verkaufen oder Nahrungsmittel anzupreisen. Mit der scheinbaren Freizügigkeit wird jedoch vielen Menschen ein falscher Eindruck von Sexualität und Erotik vermittelt. In der Werbung, in Filmen und in den Illustrierten wird uns eingeredet, daß Sex etwas mit Leistung zu tun hätte, daß man immer Lust auf Sex haben müßte und daß mit uns etwas nicht stimmt, wenn wir Sex nicht so wichtig nähmen. So entstehen heute bei vielen Menschen sexuelle Begierden, die nicht einmal aus ihnen selbst heraus kommen.

Aber selbstverständlich ist Sex etwas ganz Natürliches und Positives – jedoch nur dann, wenn wir es wollen und nicht, wenn uns ein innerer Zwang dazu treibt. Doch es gibt auch Gründe, Sex ganz aufzugeben. Die sexuellen Energien sind sehr stark, und so kennen alle Religionen die Tugend der sexuellen Enthaltsamkeit, denn werden diese Energien auf die spirituelle Entwicklung gelenkt, sind große Fortschritte möglich. Es ist kein Zufall, daß die großen Weisen aller Zeiten enthaltsam gelebt haben! Doch enthaltsam zu sein, ist für die meisten Menschen nicht leicht. Viele Religionen haben daher auch Methoden entwickelt, die die Enthaltsamkeit erleichtern und die sexuellen Energien umlenken (nicht *unterdrücken*!).

Bisher war nur von der Triebhaftigkeit in bezug auf die Sexualität die Rede. Aber selbstverständlich äußern sich unsere Triebe auch in anderen Bereichen: Wenn wir übermäßig essen, wenn sich Aggressionen unserer bemächtigen oder wenn wir uns Vorurteilen blind hingeben, hören wir nicht auf unsere *Gefühle*, sondern lassen uns von unseren *Trieben* leiten. Hildegard, die selbst enthaltsam lebte und auch die Probleme des klösterlichen Lebens kannte, führt einige Mittel auf, die die Triebhaftigkeit verringern und die Energien in positive Bahnen lenken.

Ein bewährtes Mittel ist das Kauen von Pfeffer, das auch gegen Nervosität – die ja mitunter das Resultat nur mühsam unterdrückter Triebregungen ist – hilft. Ganz spezifische Mittel gegen die sexuelle Triebhaftigkeit sind der Hyazinth, der uns vor (Selbst-)Täuschungen bewahrt und die „Wollust" verringert, sowie der Saphir, den Hildegard gegen „Liebeswahn" empfiehlt. Auch der Topas, der überhaupt ein sehr universell wirksamer Stein ist, hilft gegen die Versuchung, die Triebe darstellen können.

Unsicherheit

Eines unserer Grundbedürfnisse ist das nach Sicherheit. Wenn wir uns nicht sicher fühlen, reagiert unser Körper mit Verspannungen, wir werden nervös und sind gestreßt. Während diese Reaktionen in der Wildnis eine sinnvolle und wichtige Schutzfunktion erfüllen, sind sie heute in unserer zivilisierten Gesellschaft eher schädlich. Die Unsicherheiten, auf die wir heute reagieren, sind kaum noch physischer Natur; wir müssen heute in der Regel nicht mehr fürchten, daß hinter dem nächsten Baum ein Feind oder ein wildes Tier lauert. Statt dessen betreffen sie vor allem das soziale Verhalten, also das Verhalten anderer gegenüber. Die „Spielregeln" unseres Zusammenlebens werden immer komplizierter. Viele Menschen sind heute unsicher, wie sie mit anderen ein Gespräch anfangen, was sie sagen sollen, wie das, was sie sagen, ankommt, ob sie passend angezogen sind usw. Dem liegt eine Unsicherheit gegenüber der eigenen Person zugrunde: Unsichere Menschen wissen oft nicht, wie sie sich selbst einschätzen sollen. Sie befürchten, sich nicht angemessen zu verhalten, nicht bedeutsam genug zu sein oder von anderen für minderwertig gehalten zu werden.

Hinzu kommt, daß Menschen, die sich ihrer selbst unsicher sind, auch oft das Gefühl haben, andere nicht richtig einschätzen zu können. Ihr schlimmstes Problem ist der Zweifel – an sich selbst, an den eigenen Fähigkeiten, am eigenen Aussehen, an den eigenen Leistungen, aber auch an der Aufrichtigkeit und dem Interesse anderer Menschen, deren Absichten und Verhältnis ihnen gegenüber. Diese Art der Unsicherheit hat dieselben Auswirkungen auf unseren Körper, unsere Seele und unseren Geist wie körperliche Unsicherheit – der Organismus gerät in einen erhöhten Erregungszustand, der eine Dauerbelastung darstellt, die sich schließlich auch in Krankheiten manifestiert. Unsicherheit ist jedoch ein Problem, unter dem die Betroffenen schon leiden, lange bevor es sich körperlich ausdrückt.

Unsichere Menschen sind oft überdurchschnittlich intelligent und selbstkritisch. Dies sind im Grunde gute Voraussetzungen für eine gleichmäßige seelische Entwicklung. Wie auch andere seelische Probleme, ist die Unsicherheit zu einem großen Teil auf einen Mangel an Vertrauen zurückzuführen. Unsichere Menschen müssen wieder lernen, anderen und sich selbst zu vertrauen. Dazu sind allerdings positive Erfahrungen nötig, die sie oft nicht machen, da sie dazu tendieren, Situationen, die Unsicherheit erzeugen, zu meiden. Wenn sie sich doch einmal einer „gefährlichen" Situation aussetzen, sorgen sie allerdings meist durch ihre Verkrampfung, Angst und Reserviertheit dafür, daß sich ihre Befürchtungen bewahrheiten und somit wird die Unsicherheit verstärkt.

Um Unsicherheiten loszuwerden, bedarf es der Geduld, des Vertrauens und der Übung. Bei den ersten Schritten zur Überwindung von Unsicherheit können einige Hildegard-Mittel eine wertvolle Hilfe sein. Vor allem die Edelsteine Chalcedon und Chrysolith, die die Kommunikationsfähigkeit und die Erkenntnis fördern, stellen hier manchmal wahre Wundermittel dar.

Verschlossenheit

Wir können nicht ohne andere Menschen leben, da wir gesellige Wesen sind. Menschen, die sich vor anderen verschließen, können das natürliche Bedürfnis, mit anderen zu kommunizieren, nicht erfüllen und „verdorren" dadurch innerlich. Erst im Gespräch mit anderen findet man sich selbst, seine Schwächen und Stärken, seine Führung und solche Menschen, die man selbst anleitet.

Wenn sich ein Mensch verschlossen gibt, so können ganz unterschiedliche Ursachen dafür verantwortlich sein. Der Betroffene mag schlechte Erfahrungen gemacht und das Vertrauen in andere verloren haben. Solche Menschen müssen wieder lernen, Vertrauen zu fassen, um mit ihren Mitmenschen in Kontakt treten zu können. Der Verstand hilft diesen Menschen allerdings nicht weiter – sie müssen *glauben*.

Der Betroffene könnte aber auch mit sich selbst unzufrieden sein oder sich gar hassen. Da er an sich selbst nichts Liebenswertes findet, glaubt er entweder, daß es da auch an anderen nichts gibt, oder er nimmt an, daß er anderen nichts Wertvolles zu bieten hätte. Mit beiden Einstellungen liegt er jedoch falsch: In *jedem* von uns steckt etwas, das ihn einzigartig und wichtig macht. Menschen, die sich anderen verschließen, weil sie sich selbst nicht genug lieben, müssen zuallererst lernen, sich selbst anzunehmen – ihre guten *und* ihre schlechten Seiten, die ihnen zeigen, wo sie noch an sich arbeiten sollten.

Eine weitere Möglichkeit ist, daß der Betroffene glaubt, über anderen zu stehen und von ihnen nichts lernen zu können. Wenn solche Menschen gläubig sind, tendieren sie oft zu Fanatismus, da sie meinen, die absolute Wahrheit zu kennen. Wenn sie nicht glauben, verhöhnen sie oft alles Spirituelle und lehnen es ab. In jedem Fall haben es Menschen, die sich aus Hochmut isolieren, letztendlich besonders schwer, da ihre Selbsttäuschung und ihr positives Selbstbild sie in ihren Illusionen gefangenhält. Früher oder später kommt für sie immer der Zusammenbruch, nämlich dann, wenn sie an ihre Grenzen stoßen und ihre Täuschung erkennen müssen. Bevor es zu einer solch schweren Krise kommt – die sich auf körperlicher Ebene beispielsweise als Krebs manifestieren kann –, leidet der Hochmütige sozusagen „indirekt" durch seine Einsamkeit. Hier muß er nun erkennen, daß es an der Zeit ist, etwas an seinem Leben zu ändern und den „kalten" Trost, den ihm seine Überheblichkeit gab, durch den „lebendigen" Trost des liebevollen Umgangs mit anderen Menschen zu ersetzen.

Manchmal ziehen Menschen sich auch ganz bewußt für eine begrenzte Zeit von der Gesellschaft anderer zurück, um wieder zu sich zu finden, sich auf ihre inneren Werte zu besinnen oder auch, um die Einsamkeit als spirituelle Übung zu nutzen. Diese Art des Rückzugs ist selbstverständlich kein Problem.

Hildegard kennt ein ausgezeichnetes Mittel gegen Verschlossenheit: den Diamant. Dieser Edelstein hat die Kraft, harte Herzen zu erweichen und verschlossene Herzen zu öffnen. Aber auch der Jaspis, der bei Menschen, die gegenüber anderen „taube Ohren" haben, heilsam wirkt und der Chalcedon, der es leichter macht, mit anderen ins Gespräch zu kommen, können verschlossenen Menschen helfen, sich wieder zu öffnen.

Kapitel 7:
Gebete der Heiligen Hildegard

Die Kraft des Gebets

Für gläubige Menschen ist das Gebet eine wundervolle Hilfe – ob es sich nun um gesundheitliche, persönliche oder Weltprobleme handelt oder ob man einfach Trost, Bestätigung und Aussprache sucht. Das Gebet ist nicht nur eine Formel, die man herunterleiert, sondern ein „Zwiegespräch mit Gott".

Hildegard von Bingen vertraute nicht nur in die Macht des Gebets, sondern sie schuf – in den Texten zu ihrer Musik – selbst „Gebete". Da wir von der tiefen Kraft in Hildegards Musik und Texten sehr beeindruckt waren, wollen wir Ihnen in diesem Buch auch etwas davon vorstellen. Da die Originaltexte lateinisch sind und die direkte Übertragung ins Deutsche oft unverständlich bleibt, haben wir Textpassagen neu übertragen und in eine Form gebracht, die kurzen Gebeten angemessen ist. Dennoch bleibt der mystische und symbolische Gehalt bestehen.

Wie soll man mit den Gebeten umgehen?

Natürlich ist es gut, wenn man vor dem Schlafengehen oder Essen ein kurzes, bekanntes Gebet spricht. Doch um wirklich die Kraft, die darin stecken kann, zu erfahren, ist es sinnvoller, sich intensiver mit einem Gebet zu befassen. Das heißt zunächst einmal Wiederholung. In den östlichen Meditationstechniken ist die stetige Wiederholung einer kurzen Formel als „Mantra" bekannt. Durch die Wiederholung wird das logische Denken zugunsten der Gefühle verringert, und das Mantra – oder Gebet – dringt in die Tiefe des Herzens vor. Wiederholung allein ist aber noch nicht genug. Von Bedeutung ist vor allem auch die rechte Aufmerksamkeit. Gerade dann, wenn Sie durch das Gebet persönliche Probleme angehen wollen, ist es wichtig, sich auf diese zu konzentrieren und gleichzeitig auf die Zuversicht, daß Ihnen Hilfe zuteil werden wird.

Sieben Gebete aus den Hymnen Hildegards

1. Gebet: Versicherung der Hilfe Gottes

DU durchdringst alles
ob Höhe, ob Tiefe,
DU baust Brücken,
überwindest den Abgrund.

2. Gebet: Gott trägt Dich

Glückliche Wurzeln,
das Wunder ist in euch gepflanzt.
Auf steilem Weg,
in dunklem Schatten
klingt DEINE Stimme
und bringt euch Freude.

3. Gebet: Gott in Dir

Du hast die Seele erobert
von innen heraus,
hast Wurzeln gezogen
aus dem Samen des Wortes,
um zu vollenden das Werk unseres Vaters.

4. Gebet: In Gott ist die Freude

Glückliche Seele,
die Gottes Hand geschaffen hat.
Aus Gottes Weisheit bist Du erbaut,
groß Deine Liebe.

5.Gebet: Die Welt ist eine Gottesgabe

Gott hat die Welt geschaffen,
und ich tue kein Unrecht an IHM,
wenn ich sie genieße.

6. Gebet: Zur Überwindung der Täuschungen

Federleichte Seele, bleib stark
und kleide dich in deine Rüstung aus Licht.

7. Gebet: Tägliche Bitte an Gott

Allmächtiger Vater,
aus DIR fließt das Feuer der Liebe.
Führe DU das Ruder für uns Kinder
und gib uns den richtigen Wind.
Mit DEINER Hilfe werden wir
heimkehren ins himmlische Jerusalem.

Kontaktadressen und Bezugsquellen

Deutschland

Hildegard-Kreis Ansbach/Augsburg und Umgebung: E. Krämer, Hauptstr. 48, 86679 Ellgau

Hildegard-Kreis Düsseldorf: Dr. R. Weddig, Brinellstr. 34, 40627 Düsseldorf

Hildegard-Kreis Fulda: U. Schlitt, Erfurterstr. 2, 36093 Künzell

Hildegard-Kreis Pfaffenhofen a.d. Ilm: A. Conrad-Seibert, Jahnhöhe 35, 85276 Pfaffenhofen

Hildegard-Kreis Ruderatshofen/Kaufbeuren: M. Kunstin, Am Bergblick 8, 87674 Ruderatshofen

Hildegard-Kreis Würzburg/Aschaffenburg: I. Merklein, Am Gehäg 9, 97840 Hafenlohr

Hildegard-Hof-Konstanz (Vorträge, Gruppen, Seminare): Yvette E. Salomon, Stifterstr. 15, 78467 Konstanz

Kurhaus Hildegard (Hildegard-Kost, -Bäder): Strandweg 1, 78476 Allensbach

Sponheimer Hof (Hildegard-Küche und -Bäder): Sponheimerstr. 19/23, 56860 Enkirch/Mosel

Dr. W. Strehlow (Hildegard-Praxis): St.-Gebhard-Platz 2, 78467 Konstanz

E. Binz (Dinkel und Dinkelprodukte): Stadtmühle, 78187 Geisingen

s'Geisarieder Lädele (Dinkel und Dinkelprodukte): Rosenweg 2, 87616 Marktoberdorf/Geisenried

Apostelbräu (Dinkelbier): 94051 Hauzenberg

Max-Emanuel-Apotheke (Gesamtsortiment): Belgradstraße 21, 80796 München

Österreich

Erholungsheim St. Hildegard (Hildegard-Diät, -Kuren, -Mittel): Helenenstr. 5, A-2500 Baden bei Wien

Bund der Freunde Hildegards (Gesamtsortiment): Am Weinberg 23, A-4880 St. Georgen

Pension Seefrieden (Hildegard-Diät, -Kochkurse): Seeberg 8, A-4852 Weyregg am Attersee

Hönegger Handelsgesellschaft (Gesamtsortiment): Wolf-Dietrich-Weg 141, A-5163 Mattsee

Hildegard-Kurier: Bund der Freunde Hildegards, Weinbergweg, A-4880 St. Georgen i. Attergau

Schweiz

Internationale Gesellschaft Hildegard von Bingen: CH-6390 Engelberg

Hildegard Vertriebs AG (Gesamtsortiment): Aeschenvorstadt 24, CH-4010 Basel

Region Ostschweiz: Jean Egli, Einfangstr. 16, CH-8580 Amriswil

Literaturempfehlungen

Beyer, Rolf: *Die andere Offenbarung. Mystikerinnen des Mittelalters*; Gustav Lübbe Verlag, Bergisch Gladbach

Gronau, Eduard: *Hildegard von Bingen* (Biographie); Christiana, Stein am Rhein (CH)

Hertzka, Gottfried: *Kleine Hildegard-Hausapotheke;* Christiana, Stein am Rhein (CH)

Hertzka, Gottfried & Strehlow, Wighard: *Küchengeheimnisse der Hildegard-Medizin;* Verlag Hermann Bauer, Freiburg

Hertzka, Gottfried & Strehlow, Wighard: *Die Edelsteinmedizin der heiligen Hildegard;* Verlag Hermann Bauer, Freiburg

Hertzka, Gottfried & Strehlow, Wighard: *Handbuch der Hildegard-Medizin;* Verlag Hermann Bauer, Freiburg

von Bingen, Hildegard: *Heilkunde – „causae et curae".* Das Buch von dem Grund und Wesen und der Heilung von Krankheiten; nach den Quellen übersetzt und erläutert von H. Schipperges, Salzburg; Neudruck durch die Basler Hildegard-Gesellschaft

von Bingen, Hildegard: *sci vias – Wisse die Wege;* ins Deutsche übersetzt und herausgegeben von W. Storch OSB, Augsburg

von Bingen, Hildegard: *Heilmittel* (dt. Übersetzung der *physica*); übersetzt von Marie-Luise Portmann, herausgegeben von der Basler Hildegard-Gesellschaft, Basel

Reger, Karl Heinz: *Hildegard-Medizin;* Goldmann Verlag, München

Schiller, Reinhard: *Hildegard Pflanzen Apotheke;* Paul Pattloch Verlag, Augsburg

Schiller, Reinhard: *Hildegard-Medizin-Praxis;* Paul Pattloch Verlag, Augsburg

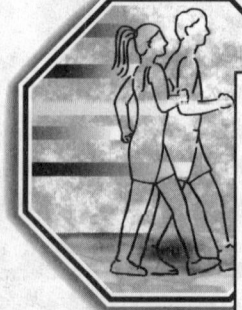
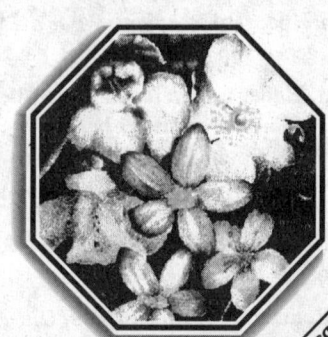

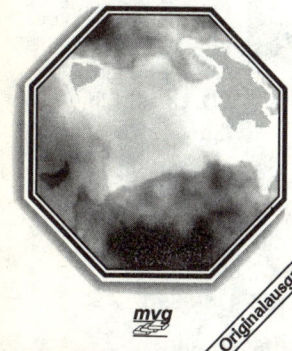
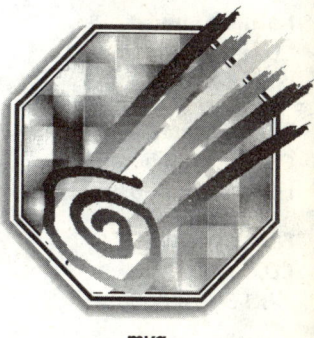

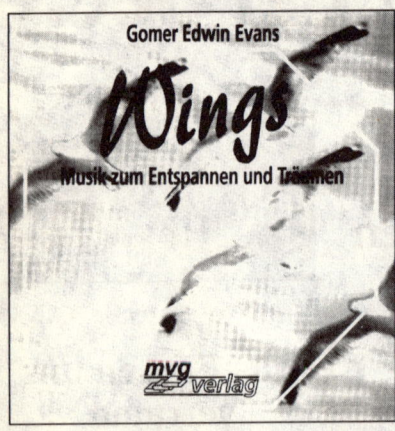